JN237167

食べ物と健康の基礎実習

―食と健康について学ぶ学生の基礎力向上のために―

佐塚正樹 編著

三好規之・鈴木康夫
小山ゆう・早川清雄 著

理工図書

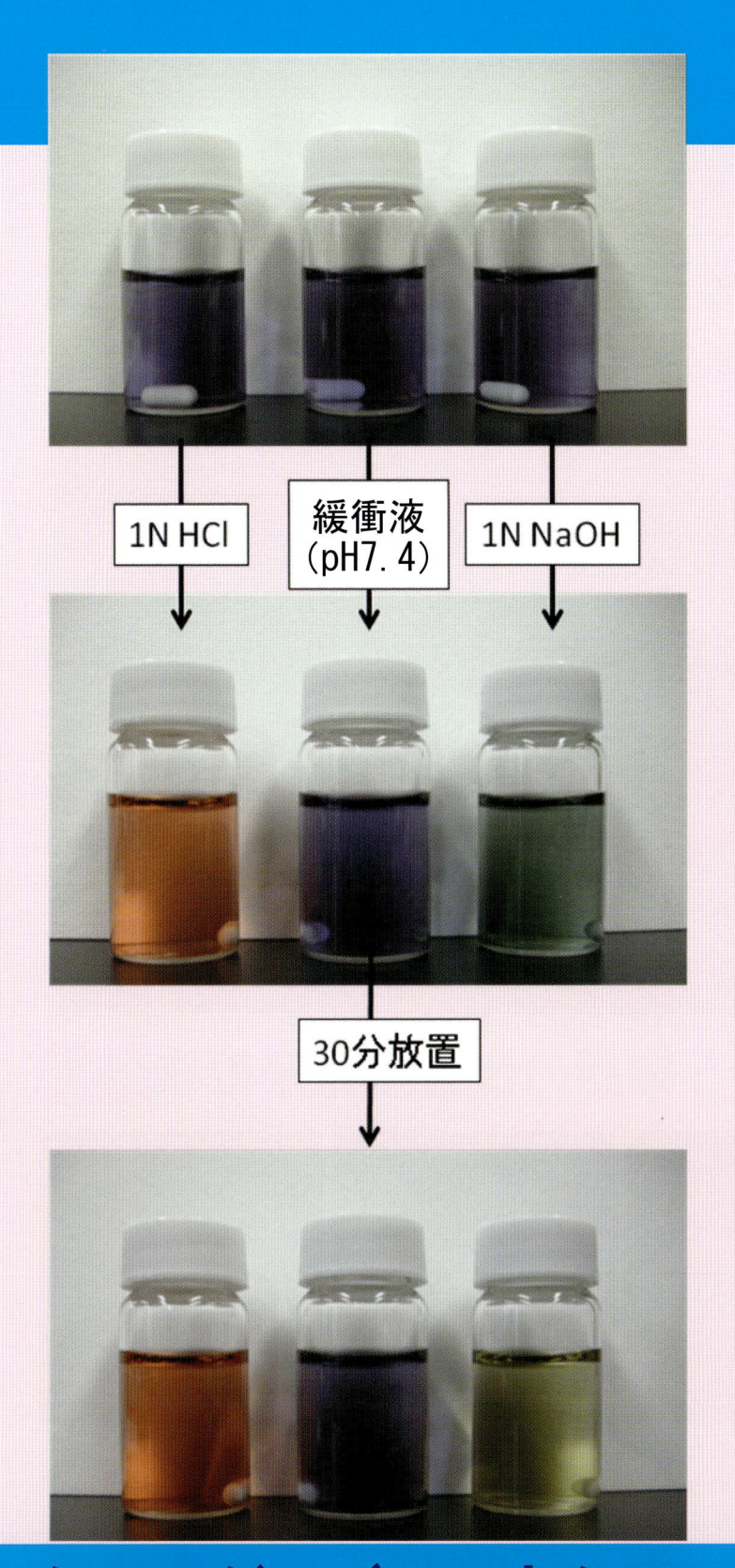

1N HCl　　緩衝液（pH7.4）　　1N NaOH

30分放置

シアニジン（アントシアニン）の色調変化

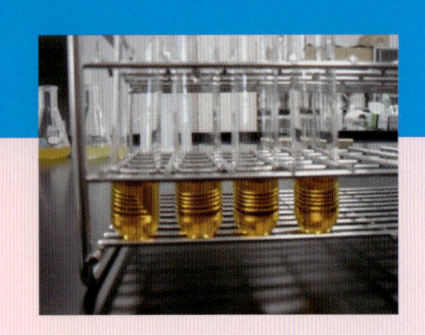

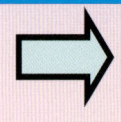

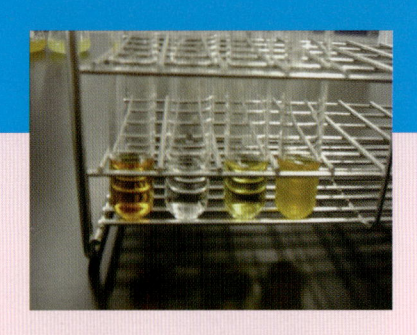

ビタミンCとヨウ素の反応

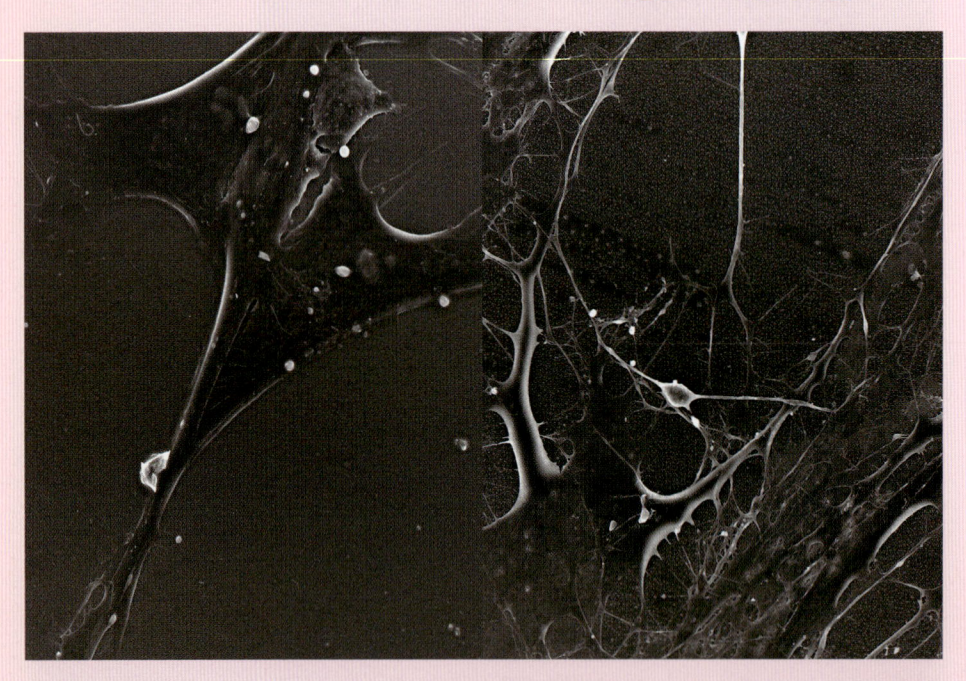

MRC5細胞の走査型電子顕微鏡像

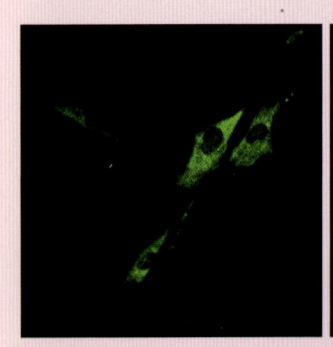

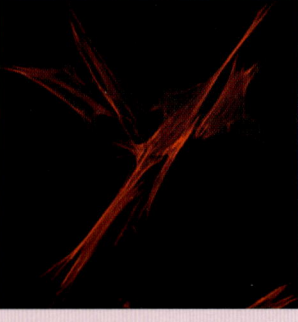

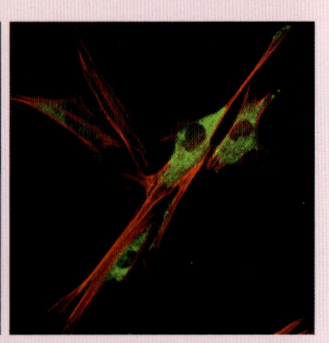

左：緑色に染められた平滑筋アクチン
中央：赤色に染められたFアクチン（マイクロフィラメント）
右：二重染色したことでFアクチンの局在と平滑筋アクチンの局在がわかる

MRC5細胞の免疫染色

まえがき

　本書は，本来，管理栄養士養成課程における基礎教育科目の生物科学実験書として書かれたものである。

　そして，本書の題名が示すように「食べ物と健康」を理解するための基礎実験書であるので内容は

① 実験における心構え・レポートの作成法
② 実験器具の使用方法の基礎
③ 五大栄養素のタンパク質（アミノ酸），糖質，脂質，ビタミン，ミネラルを理解するための実験
④ 非栄養素（タンニン），食品添加物（合成着色料）に関する実験
⑤ 食品衛生に関する基礎実験（脂質の酸化の測定，細菌検査）
⑥ 顕微鏡の扱い方や遺伝子の検出法（PCR）

である。

　本書は上記の①～⑥までの多彩な内容を入れて，各校が目指す専門基礎教育に対して本書の内容を選択して教育し，最小限の時間割で最大限の教育効果を得られるように工夫した次第である。特に教育時間・内容の制度から基礎教育の時間割制限が厳しい管理栄養士課程・栄養士養成課程・看護師養成課程での，生物実験と化学実験を総合して行うカリキュラムには最適になることを目指した。

　また，上記の①～⑥までの内容から，本書は食と健康に関連する健康科学分野全般の基礎生化学，基礎食品学実験書としても十分に対応できると考えている。

　健康科学分野を学ぶ学生の中には，現在の高校の教育課程によってはまったく生物・化学実験を行わずに高校を卒業できることもあり，本書はこれまで実験というものを経験してこなかった学生にも参考になるように作られている。特にこのような学生の自主学習のためにDVD（別売）も用意した。実験に不慣れな学生は，DVDの映像資料を，実際の実験の予習や復習に活用して頂ければと思っている。そのような意味から本書を高校から大学への生物科学実験の橋渡しとして活用して頂けるとありがたい。

　また，本書は，編著者の食品・生物工学系での教育経験から，食品・生物工学系の基礎実験書としても十分対応できるように作られており，そのような基礎実験書としても，大いに活用していただければ幸いである。

　食と健康分野に関係する諸子が，本書から少しでも食と健康に関する知識・技量を身につけてもらえれば甚大の喜びである。

　また，本書はより使いやすいものに変えていきたいと思っており，読者のみなさんのご意見やご指

摘を頂ければ，大変有り難くお願いする次第である．

　最後に本書を作成するにあたり，報告書の形式についてご協力を頂きました京都女子大学の八田一教授，マイクロピペットの写真やその使い方にご協力頂いた株式会社ニチリョーの徳地尚高氏，実験写真・映像などでご協力頂いた，常磐大学人間科学部健康栄養学科助手の大河典子さん同じく助手の高栖紀生さん，また，出版にあたりご協力頂きました理工図書編集部の方々にお礼申し上げます．

2010 年 3 月

著　者

目　次

序章　「食べ物と健康」の理解に必要な知識

1　ヒトはどんな生物なのか ……………………………………………………………1
2　ヒトを理解するための数学，物理学，化学そして栄養素 …………………………2
3　五大栄養素とその役割　本書の目的 ………………………………………………6

1章　実験の基礎

1　実験報告書の書き方……………………………………………………………………9

2　実験室での心得，試薬の取り扱い，化学実験器具・機器の使い方………………13
 2.1　実験室での心得
 2.2　試薬の取り扱い方
 2.3　化学実験器具
  【基礎実習 1】マイクロピペットの使い方／23
 2.4　機器の使い方
  【基礎実習 2】電子天秤の使い方／33
  【基礎実習 3】pH 計による検液の pH 測定／35
  【基礎実習 4】分光光度計による吸収スペクトル測定／39
  【基礎実習 5】分光光度計による定量／43

2章　食べ物の成分に関する化学実験

1　アミノ酸とタンパク質 ………………………………………………………………47
 【実習 1】タンパク質・アミノ酸の定性反応／49
 【実習 2】タンパク質の定量……色素結合法／56

2　糖　質 …………………………………………………………………………………59

【実習3】糖質の定性反応／59
　　　【実習4】唾液アミラーゼのデンプンへの作用に関する実験／69

　3　脂肪酸と脂質 …………………………………………………………………………72
　　　【実習5】脂質の抽出と分離／73
　　　【実習6】脂質のリパーゼによる分解／75

　4　ビタミン ………………………………………………………………………………77
　　　【実習7】ビタミンCの定性／81
　　　【実習8】ビタミンC（還元型L-アスコルビン酸）の定量—インドフェノール滴定法—／83
　　　【実習9】ビタミンC（アスコルビン酸）総量の定量—ヒドラジン法—／87

　5　ミネラル（無機質）……………………………………………………………………91
　　　【実習10】硬の測定／93

3章　健康に関係する基礎実験

　1　緩衝溶液とpH ………………………………………………………………………97
　　　【実習11】緩衝溶液の働きとpHの測定／98

　2　機能性成分 …………………………………………………………………………101
　　　【実習12】タンニンの分析／102

　3　食品添加物 …………………………………………………………………………105
　　　【実習13】合成着色料の検出／105

　4　食べ物の成分の酸化（酸敗）………………………………………………………108
　　　【実習14】油脂の酸化の測定／109

　5　顕微鏡観察 …………………………………………………………………………111
　　　【実習15】顕微鏡の構造とデンプン観察／112
　　　【発展実習1】免疫染色の一般的手法／115

　6　細菌に関する実験 …………………………………………………………………117

【発展実習 2】空中落下菌の測定／117
　　【発展実習 3】手指の生菌数測定／121

7　遺伝子分析 ……………………………………………………………………123
　　【発展実習 4】PCR（Polymerase Chain Reaction）／123

序　章
「食べ物と健康」の理解に必要な知識

　われわれは，なぜ，生きていられるのだろうか。ヒトとはどんな生物だろうか。その答は，生物についてどれだけ知っているかで随分と違うだろう。

　ここで求められる答とは，管理栄養士・栄養士または看護師，薬剤師，医師など広い意味で栄養と健康の科学に関係する技術者が出さねばならない答である。

　上記の技術者は「ヒト（生物）とは？」と質問されたなら，ヒト（生物）は「栄養素で構成された細胞（生きた部品）を（多数）使って組み立てた（生きる）機械」と答えるべきだろう。

　われわれは，なぜ，生きていられるのだろうか。この問に栄養に関わる者なら，「規則正しく適切に食べているからである（体内に適切に栄養素を取り込んでいる）」と答えるべきである。

　ヒトを機械と例えるのは，自然科学的に構造と仕組み（解剖生理学）を知っておかなければ，実際の治療や予防の行為ができないからであって，決して生命の大切さを知らない倫理観のない無法者の所業ではない。

　本章では，第1章から始まる実験をよく理解するために，実験を行う前に
　① 栄養と健康に関わる技術者にどのような基礎知識が必要か
　② 本書の目的
について以下に述べる。

0.1　ヒトはどんな生物なのか

　ヒトは生物の一種なので健康科学・医療に関わる者は絶対に生物学的な理解が必須である。そして，ヒトは生物の中でも多細胞生物という動物の一種である。

　生物の生きている最小単位が細胞である。細胞には様々な生命活動を行うための構造や仕組みがあって複雑な生命の営みがある。

　単細胞生物とはひとつの細胞で生きている生物のことで細菌などが代表例である。一方，多細胞生物は多くの細胞が集まってひとつの個体を造り生きている（図0・1）。

　多細胞生物の細胞は一種類ではなく，それぞれの役割をもった約200種類の細胞の集まりである。単細胞生物がひとつの部品だけで生きていると考えれば，多細胞生物の細胞はいわば約200種類の生きた部品の塊と例えてもよいだろう。

細菌　アメーバ　ゾウリムシ　　　サカナ　マウス　ウサギ　ヒト

単細胞生物
ひとつの細胞でできた生物

多細胞生物
二つ以上の細胞でできた生物

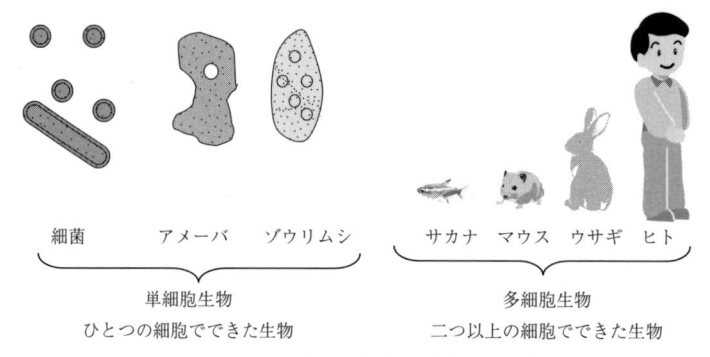

図 0・1　単細胞生物と多細胞生物

　生きた部品である細胞は適当に集まっているのではなく必要な細胞で組織を構成し，さらにその組織が器官を構成する．動物の場合はさらに器官が集まり器官系を構成し，その器官系が集まって個体ができる（図 0・2）．

　以上のように考えると個体は生きた機械であり，器官系は機械の役割単位での部分，器官はその役割単位の一部，組織は役割単位の構成部品，そして細胞は組織を構成する最も小さな部品であると考えてもいいだろう．

　すなわちヒトは生きた部品（細胞）で高度に構成された組織・器官・器官系を有する非常に機能的な生きた機械であると考えよう．

0.2　ヒトを理解するための数学，物理学，化学そして栄養素

　この世の中は数学的な理解なくしては成り立たない．数字を扱うことを嫌う者は真に科学的な理解に到達しない．

　数学は決してわれわれを苦しませるためにあるのではなく，科学的な理解の強い味方になってくれる．定期試験や入試ではないのだから（覚えていればそれに越したことはないが），忘れてしまった公式は本を見ればすむのである．計算が苦手なら計算機を使えばよい．むしろ，忘れたことを調べもしないで，知ったかぶりをしているほうが技術者として失格である．

　例えば，以下のような想像を非常に簡単な数学（と化学）の知識を使って考えてみよう．

　「**体重 60 kg のヒトの細胞のひとつの中には，どのくらいの水が入っているのだろう？**」

　ヒトを構成する細胞は何個かといえば，約 60 兆個という想像もつかない膨大な数で構成されていると考えられている．一般には体重の 60% は水であり，その 2/3 は細胞内の水とされているので，計算すると 24 kg が全細胞内に存在する水ということになる．もし各細胞に均等に水が存在するなら細胞 1 個当たりに含まれる水の重さは計算すれば 0.4 ng である．まさに想像もつかないわずかな量である（図 0・3）．

　しかし，0.4 ng は何モルかといえば，水の分子量は 18 だから $0.4 \div 18 \fallingdotseq 0.022$ n mol（2.2×10^{-11} mol）

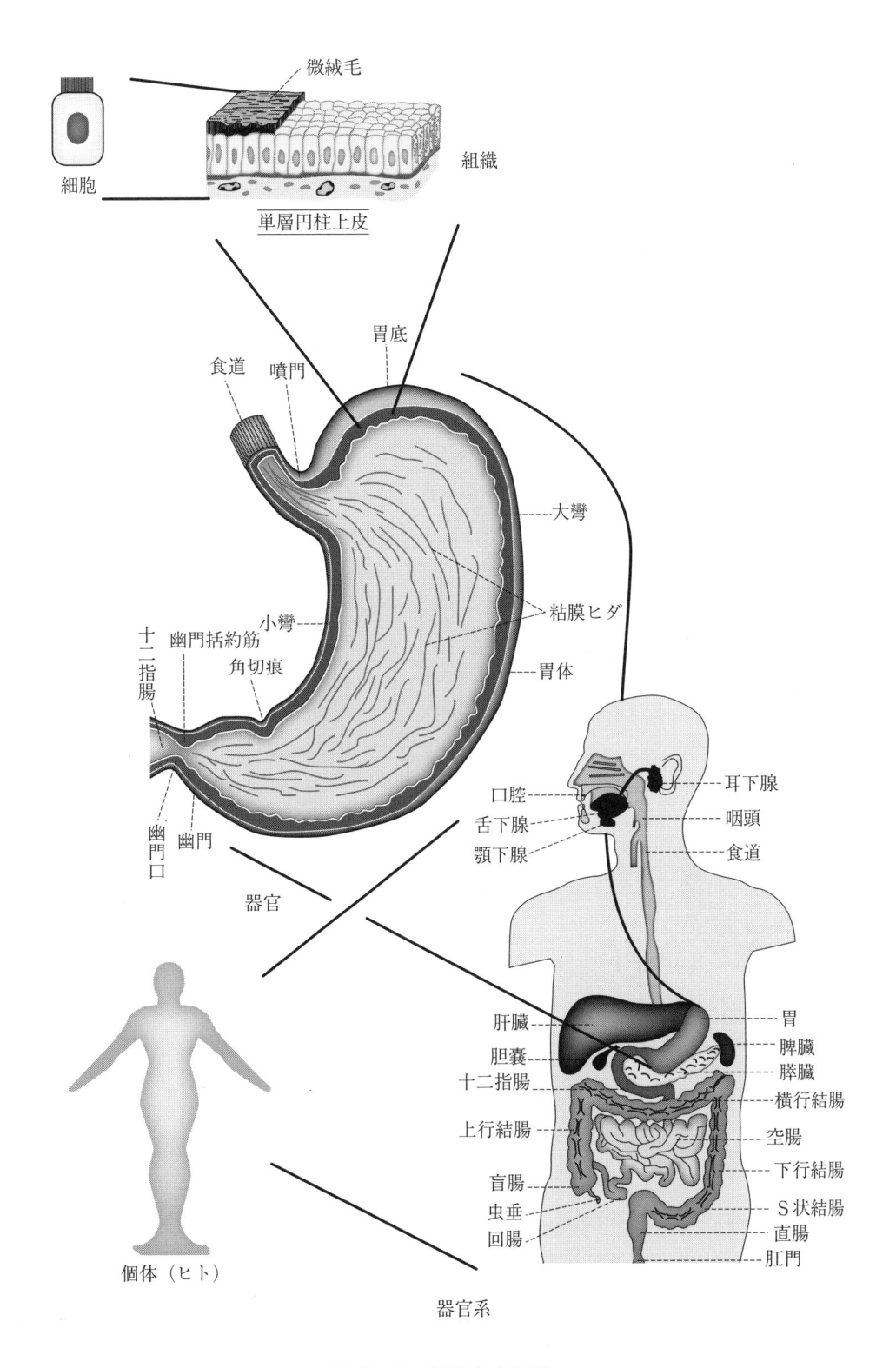

図 0・2 細胞から固体へ

出典：エシセンシャル人体の構造機能と疾病の成り立ち，奈良信雄著，医歯薬出版，(2003)

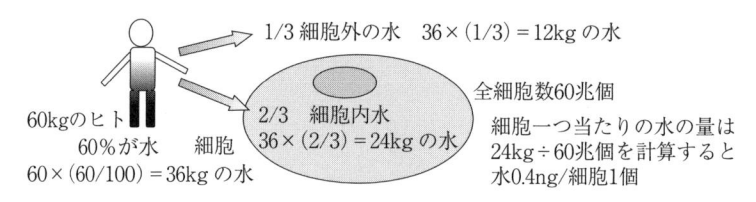

```
          1/3 細胞外の水   36×(1/3)=12kgの水
60kgのヒト        2/3  細胞内水         全細胞数60兆個
  60％が水   細胞  36×(2/3)=24kgの水   細胞一つ当たりの水の量は
60×(60/100)=36kgの水                  24kg÷60兆個を計算すると
                                      水0.4ng/細胞1個
```

図0・3　細胞と水

である。

これを水の個数に換算するとアボガドロ定数 $6×10^{23}$ 個/mol をかけて $2.2×10^{-11}$ mol×$6×10^{23}$ 個/mol＝$13.2×10^{23-11=12}$ 個＝$13.2×10^{12}$ ＝13兆2千万個という膨大な水分子が細胞に入っていることになる。

一方，細胞の直径は数 μm〜200 μm で細胞の種類によって大きさは異なる。こう考えると細胞は均一に分配された水で膨らんだ袋ではなく，それぞれ，何らかの役割があり，役割を果たすために，水の量も，細胞によって様々に違っているのでは？　と想像できないだろうか（図0・4）。

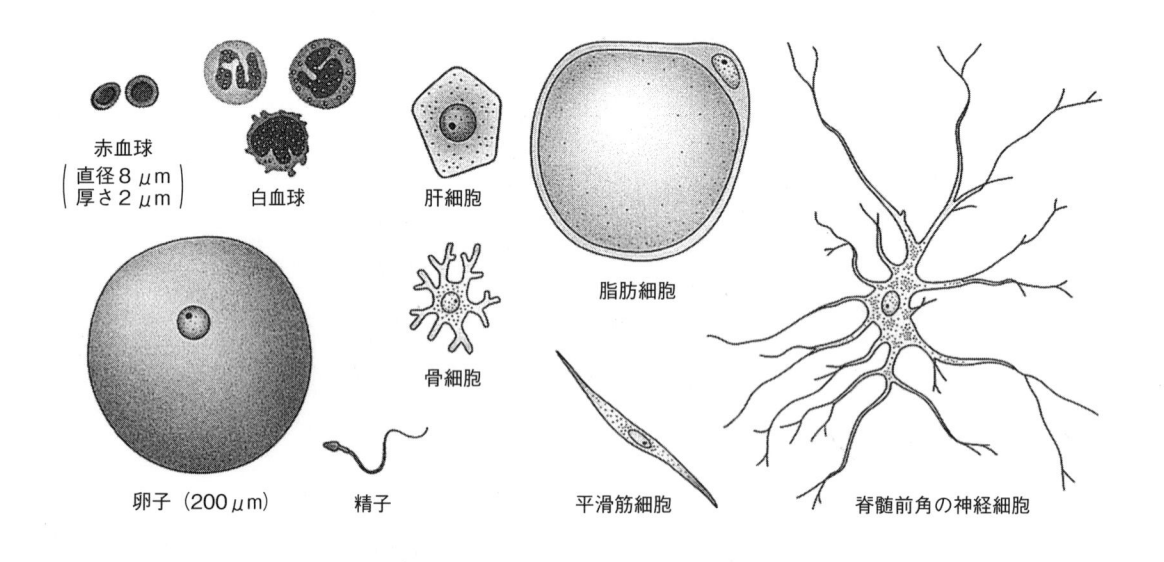

図0・4　細胞の大きさ

出典：解剖整理をおもしろく学ぶ，医学芸術社

（ここで用いた数学の知識は四則演算，指数と簡単な単位換算である。上記の例のようにほんの簡単な数学の知識でも様々な想像を膨らませることができる。実際，想像（仮説）を立てたり証明したりするのに数学は大いに役立つのである）

生物の理解を深めるのに重要なのが物理と化学の知識である。

管理栄養士には，今のところ，物理学の知識の必要性は少ないかも知れない。

しかし，物理学の知識は，ヒト全体で考えれば，運動能力（跳ぶ，走る，投げる，泳ぐなど）を理

解するのには大いに役立つ。体内では，血液の流れは流体力学で解析できるし，骨格の作りは構造力学で解析できる。細胞も実際には骨格を持った構造体であるので物理学的に解析できる。

身体測定・臨床検査は，ほとんどすべてといってよいほど，物理学の応用した測定であって，普段，われわれは物理学を意識せずにその恩恵を大いに受け取っているのである。

勿論，ヒト体構造や身体測定・臨床検査を完璧に理解するには物理学を勉強する必要があるだろう。例えば，外科医，看護師，リハビリテーション関係の技術者（理学療法士，作業療法士など），臨床検査技師には物理学の知識があればあるほど，その仕事に役に立つはずである。

以上に述べたように少しでも生体に関係した物理学を理解しようと努めれば，人体構造や身体測定・臨床検査をより深く理解できる。

一方，管理栄養士を代表とする**栄養と健康に関係する技術者は一般的な化学の知識は非常に重要**となる。

上記した細胞の大きさ（図0・4）の計算でも化学の知識が使われていた（分子量，アボガドロ定数）。地球とそこにあるすべてのもの（生物も含む）は，ばらばらに分解してしまえば，111の元素[※]のいずれかになる。つまり，その元素のひとつまたは何種類かが化学結合して地球上のすべての物質を造っているのである。

化学は全ての元素がつくる物質の性質や化学結合について探求理解しようとする学問分野であり，われわれ生物も元をただせば，化学物質でできているのだから，生物を探求するのにも化学の知識は必須になる。

事実，われわれ生物の身体（細胞）は具体的にいえば，タンパク質，脂質，糖質，ビタミン，ミネラル，そして水という化学物質＝栄養素で構成され，これらの物質の理解には化学知識は必須である（図0・5）。

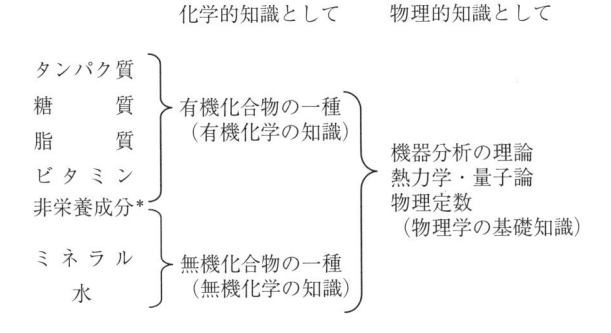

```
                    化学的知識として      物理的知識として

   タンパク質  ┐
   糖  質      │ 有機化合物の一種  ┐
   脂  質      ├─(有機化学の知識)  │   機器分析の理論
   ビタミン    │                   ├─  熱力学・量子論
   非栄養成分* ┘                   │   物理定数
                                    │   （物理学の基礎知識）
   ミネラル    ┐ 無機化合物の一種  ┘
   水          ┘ (無機化学の知識)
```

＊非栄養成分：ここでは五大栄養素と水を除いた食品中に含まれる化学物質をいう。
　　　　　　　有機化合物と無機化合物がある。
栄養素も化学物質であり化学や物理の知識が栄養素の科学的理解を助ける。

図0・5　化学と物理の知識の大切さ

※2008年現在の元素の種類数であり，今後，さらに発見される元素もあるかもしれない。

0.3 五大栄養素とその役割　本書の目的

ヒトの栄養素について問われた時，健康科学に携わるものは必ず，五大栄養素を正しくいえなければならない。そしてさらに，体内での水の大切さも知っておく必要がある。

五大栄養素とはタンパク質，糖質，脂質，ビタミン，ミネラル（無機質）であり，これらが食べ物（食品）に含まれているのである。食べ物に含まれる5つの物質名の区別ができないようでは栄養に関わるものとして正に失格である。

では，どのように区別できればいいのか？といえば，0.1項で述べたようにわれわれの身体は細胞が多数集まってできているのだから，栄養素の細胞での役割を生物・化学的に理解すればよいのである。

すなわち，タンパク質，糖質，脂質，ビタミン，ミネラルは食べ物や身体の中でどんな性質（意味）をもち，どのように健康に貢献してくれる物質なのかを理解すればよい。つまり結論として，健康科学に関わる技術者は食べ物を食品と栄養の総合科学（食品栄養科学）として理解する必要がある（図0・6）。

	化学・物理学的理解	生物学的理解
◎栄養素		
タンパク質	20種のアミノ酸で構成された高分子	構造物質・代謝制御（酵素）
糖質	単糖類　オリゴ糖類　多糖類	エネルギー源，構造物質
脂質	飽和脂肪酸と不飽和脂肪酸のエステルおよびコレステロール	エネルギー源，構造物質
ビタミン	水溶性か脂溶性の低分子物質	代謝制御（補酵素など）
ミネラル	多量または少量に必要になる無機物質群	構造物質・代謝制御
水	H_2O 分極している無機溶媒	構造，代謝
◎非栄養成分		
機能性成分	植物の二次代謝物，微生物代謝物など	様々な生理作用
食品添加物	人工的な合成物，天然物	食品への利用，生理作用
毒物	微生物・動植物・菌類の産生物	食中毒

食品栄養科学としての理解とは化学・物理・生物学的な総合理解である。

図0・6　栄養素の理解の仕方

本書は，上記のように栄養素を食品栄養科学的な実験で理解するための，最初の実験入門書であり以下のような目的で書かれた。

(1) これまで生物・化学実験に触れてこなかった学生のために，最も一般的と思われる実験器具について基本的な使用方法の解説をした。自主学習を必要と感じる場合のための映像DVD（別売）を用意した。

(2) 栄養素というものが食品やわれわれの身体に含まれていることを実感してもらうために五大栄

養素に関して最も簡単な実験ばかりを集めた。

(3) 食品添加物や非栄養素（機能性成分）そして，食品，衛生，安全に関係する実験も入れた。

　これは，食品中に含まれている成分が栄養素ばかりではなく，食品加工・保存をするために本来の栄養に関係ない食品添加物が食品に加えられていることや，食物を摂取するとまるで「おまけ」のように一緒に摂取できてしまう機能性成分もあることを知ってもらうためである。また，食品の理解は衛生面，安全性の理解が欠かせないので，早くから学んでおくことが大切と考えて食品衛生・安全性の理解に役立つ実験を加えた。

　本書を利用して，食と健康の科学に栄養素の理解が欠かせないことをわかって頂ければ幸いである。そして，食と健康の科学を学ぶのに必須である基礎的な実験（生化学実験，食品学実験，基礎栄養学実験，食品衛生学実験など）に対応できる基礎力を身につけて欲しいと考える。

1章
実験の基礎

1　実験報告書の書き方

　実験報告書（実験レポート）は様々な形式がある。ある意味，実験系の卒業論文や学術論文（専門雑誌に載せる論文など）も実験報告書である。

　実験報告書の最も大切な基本は正しい国語表現を用いて過去形の「である調」で書くことである。報告は全て過去に行ったことを報告するのだから，「緒言での一般的な事実」や「考察などで意見を述べる」以外はすべて過去形で書くのが原則である。

　実験報告書は国際共通語である英語で書かねばならない場合がある。英語力のない報告者は，報告を読んでくれる読者に内容を正しく理解してもらうためにもネイティブスピーカーのチェックを受ける必要がある。

　実験報告書の形式は科学分野によって異なるがその基本の一例は，実験タイトル，要約，実験目的，緒言（導入），実験方法，実験結果，考察，備考，引用文献となる。この形式に従い，報告を記せば，実験報告者の考えや実験結果が読者に正しく伝わる。

　簡単な実験報告書では実験タイトル，目的，実験方法，結果，（考察），備考，（引用文献）でもよい。どのような形式の実験報告書を書くかは，その報告書がどのような要求に答えるために報告されるかで異なる。よって学生実験や研究室内報告などでは簡単な形式の報告書を書き，公での発表（論文など）には相当の形式の報告書を書く必要がある。

　以下に各項目の説明を簡単にする。

実験タイトル：読者が一見してわかるように書く。解釈が幾つにも分かれるようではいけない。なるべく簡潔に短く書くこと。

要約：実験（研究）の目的と方法と結果（および考察・結論）を簡潔に書いて実験（研究）の概要を示すこと。学術・研究論文などでいうところの abstract である。

実験目的：「一実験一目的」というのが原則である。いくつも目的があるのは読者に誤解を与える場合があるので避けるべきである。目的も実験タイトルと同様に明確に簡潔に書くこと。

緒言（導入）：学術・研究論文などでいうところの introduction（イントロダクション）である。実験目的の代わりに緒言を書いてもよい。実験（研究）の背景やこれまでの実験（研究）経緯などを示

してどういう実験なのかを明確にする。つまり緒言の中に実験目的が含まれている。

実験方法：実験をどのように行ったかを明確に書くことが重要である。報告の必要性によって実験内容を極めて詳細に書く必要もあれば，逆にわかりきった操作などを省いて簡潔に書く必要もある。

実験結果：正しく，明確に書くこと。解釈が分かれる，あいまいな表現は絶対に避けること。正しく結果を伝えるためには，場合によって図表をつける必要もある。

考察：結果に基づく科学的な意見を述べることが大切である。感想を書いてはいけない。考察は必要に応じて文献を引用し，客観的な意見を述べる。自然科学での主観論は大きな間違いにつながるので絶対に避けること。

備考：付記しておきたいことがあれば，ここに書く。例えば，謝辞（acknowledgement）をここに書く。

引用文献：報告者が緒言，方法，そして考察を書くためにどのような文献を参考にしたかを書く。引用文献の書き方の形式は科学の分野により多少，異なる。

以上のことをまとめた報告書の例が図 1·1 である。

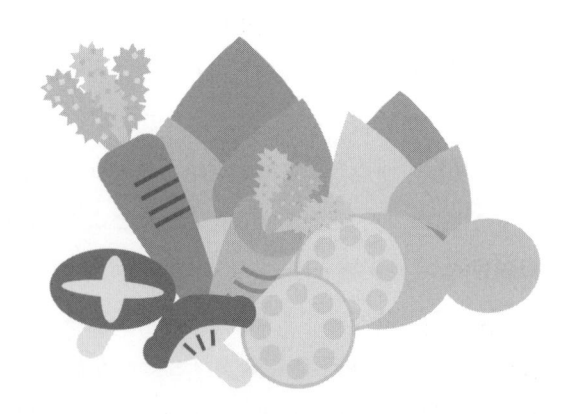

実習報告 NO.
　　　　　　　○○○○年　○月○日

学籍番号 002031　　　　　氏名　○○○○

《レポート表側》
実習報告 No., 日付, 学籍番号, 氏名を書く

【実習タイトル】
マイクロピペットの使い方

【目的】
健康科学分野の実験に必須のマイクロピペットの使い方をマスターする。

【目的】は実験の目的を簡潔に書く

【方法－実験原理・操作・プロトコール】
1. 使用マイクロピペット
　　エアーディスプレイスメント式のマイクロピペット EX シリーズを用いた。
　　容量は 1000μℓ, 200μℓ のものを使用した。

2. 実験操作
　水および 10%グリセリンの指定された容量について吸引排出操作を行った。

【方法】は, 実験原理・操作を無駄なく, 簡潔にわかりやすく書くこと。実際の操作は過去形 (〜した) と書くこと。

　1. 容量設定
　　1) ロックハンドルをロック解除の方向に回し, ロックを緩めた。
　　2) プッシュボタンを回し, 容量カウンタを希望の容量に合わせた。
　2. 吸入 (フォワード法)
　　1) ディスポーザブルチップをノズルに装着した。
　　2) プッシュボタンを一段階, 押し下げた。
　　3) プッシュボタンを押し下げたまま, 吸引する容量に適した位置にチップの先端を入れ, 本体は垂直に保った。
　　4) プッシュボタンを静かに戻し (1〜5秒), 液体をチップ内に吸引採取した。
　　5) 試料液からチップを静かに離した。チップの外壁に液滴が付いたので, チップの先に触れないように気をつけて拭き取った。
　3. 排出
　　1) エッペンドルフチューブの内側にチップの先端をつけた。
　　2) プッシュボタンをゆっくりと一段階まで押し下げた。約 1〜5 秒おいて二段階まで押し下げた。液体が排出された。
　　3) プッシュボタンを押したままの状態で, チップを受器の内壁にすべらせながら, 受器から引き上げた。
　　4) プッシュボタンを戻した。
　　5) 使用済みのチップはエジェクタボタンを押して外し, 破棄した。

図 1・1　レポートの書き方例

【結果】
 1．容量設定
  1）ロックハンドルのロック解除とロック固定の要領について理解できた。
 2．吸入（フォワード法）
  吸入方法は，粘性の高い液体（10％グリセリン）ほどゆっくり行う必要があることが分かった。
  私の班で扱ったマイクロピペットでは操作秒数を測ったところ，5 秒かけると本体への吸い込み事故がなく安全に吸引できることが明らかになった。
 3．排出
  吸入と同様に排出時間をどれだけかければ，液体が正確に排出できるか検討したところ，水では 2 秒，10％グリセリンでは 5 秒だった。

【考察】
 1．容量設定について
  今回使用したマイクロピペットはアナログ的な容量設定なので連続的に液体を量り取ることができるが，今回のように決められた量を多人数で量り取る場合はデジタル的な容量設定ができるマイクロピペットの方が，容量変更の操作での個人間の誤差が起きないと考える[1]。
 2．吸入（フォワード法）
  吸入方法は，粘性の高い液体ほどゆっくり行う必要があり[2]，マイクロピペットの種類によって操作秒数をあらかじめ測定し，記録することで，実際の実験に役立つマイクロピペットの吸入操作時間がわかると考える。
 3．排出
  吸引操作と同様にあらかじめ，排出操作秒数を記録することで，マイクロピペットを実際の実験に使用するのに有用な情報が得られると考える。

【備考】
 参考文献 1）○○○○編著，ピペットを使いこなす，○○社，p.20 ～ p.31
     2）○○○○著，化学実験の基礎，○○○○社，p.15

《レポート裏側》

【結果】は，過去形で得られた事実のみを書くこと。感想は書かない。

【考察】は，実験結果を受けて参考文献なども引用した科学的な意見を述べる。引用した文献が複数の場合は，番号を付ける。このレポートの様式では【備考】に参考文献を記すことにする。

【備考】本来は，報告する上で何らかの付記しておきたい事柄を記す欄である。ここでは参考文献が記されている。

ここでは付録のレポート用紙を例にして解説した。実際のレポートの仕方は様々なので指導者に従うこと。

図 1・1　レポートの書き方例（つづき）

2 実験室での心得，試薬の取り扱い，化学実験器具・機器の使い方

現代はデジタル時代であり，携帯電話の操作ボタンを押す，またコンピュータのマウスをクリックすれば，インターネットにすぐつながるし，Yahoo や Google にキーワードを打ち込めば，たいていの情報は簡単に得られる。TV ゲームはコントローラですべて操作可能である。つまり，現代においてヒトはボタン1つですべてが解決してしまう生活に慣れている。

一方，生物・化学実験は（いろいろな機器類がコンピュータ制御で動き，デジタル化されてはいるものの）五感（見る，聞く，嗅ぐ，触る，味わう）で変化をとらえて感覚的に調整しなければならないものである。つまり実験とは実験者が実験状況をよく観察しながら，自分の手を使って進める非常にアナログ的なものである。

実験はセンスがないと良いデータは得られない。ただ，実験センスは持って生まれた才能とは違い，磨けばのびるものである。

試薬の取り扱い，化学実験器具・機器の使い方は実験センスをのばす基本になるのでよく学んでほしい。

2.1 実験室での心得

初めて実験・実習を行う人にとって実験室は正に危険地帯である。安全に実験を行うためにも以下に示すことを絶対に守る。なお，以下に示したことは実験室で守らなければならない基本事項であり，各種実験によっては，さらに様々な実験心得が必要であるので，適時，実験指導者の指示に必ず従うこと。

① 服装・身だしなみ

実験室での服装を，図1・2に示した。かかとの高い靴，足が露出してしまうサンダル，スリッパは試薬がかかった時，危険なので絶対に避ける。また，長い髪の毛はガスバーナーや試薬によるやけどの危険が高まるのでまとめておくこと。指輪，ブレスレット，腕時計は実験作業での事故につながるので全て外す。同じ理由でマニキュアも落としておくこと。危険な試薬や危険な実験操作から目を守るために，実験中は安全メガネの着用を推奨する。

② 実験中の心得

指導者の指示が聞こえないと事故につながるので，実験中は大声を出さない。実験に集中しないと失敗するばかりか，事故につながるので携帯電話の操作や使用も禁止である。携帯電話は電源も切っておくこと。また，あわてて走ったり，ふざけたりするのも大事故つながるので禁止である。

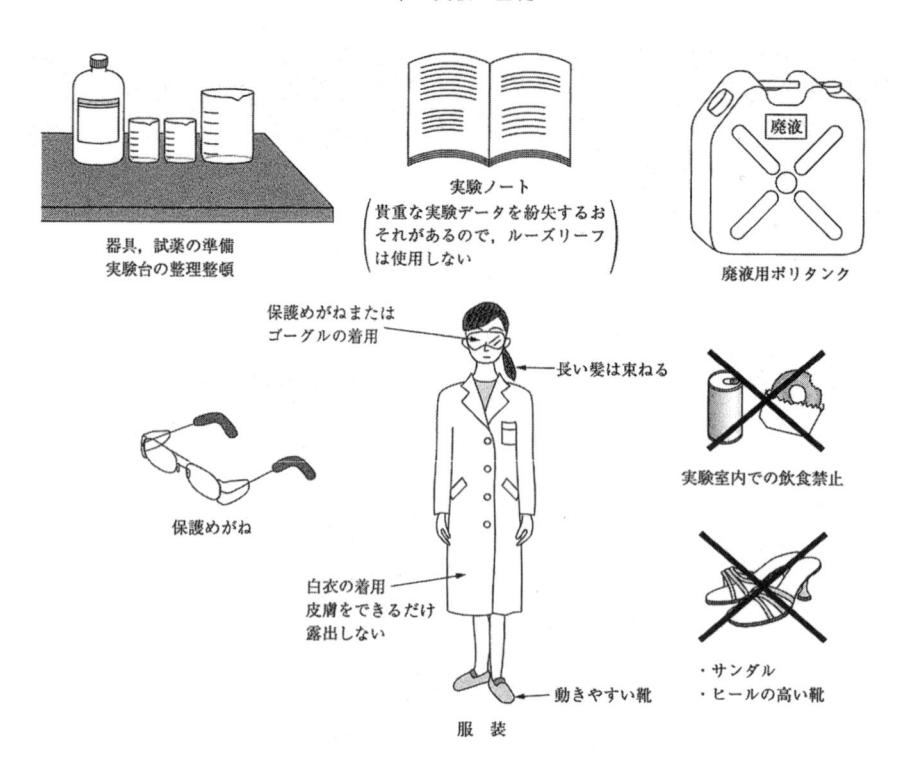

出典：飯田隆他編：イラストで見る化学実験の基礎知識，第2版，丸善（2004）

図 1·2　実験室での心構え

③　緊急事態

実験ガラス器具などで指手を怪我した場合：すぐに水道で洗い，ガラスの破片などが傷口に残っていないか，確認後，消毒，止血して絆創膏を貼ること。ひどい傷の場合は，止血しながら直ちに医師の処置を受けること。

やけどの場合：すぐに水道水で10分以上冷やす。やけどがひどい場合は直ちに医師の処置を受ける。

有毒ガスの発生：自分で有毒ガスの発生を抑える処置ができない場合は，ガスを吸わないようにして，あわてず，すみやかに有毒ガスの発生源から離れる。新鮮な空気を吸ってもなお，呼吸が苦しい場合や少しでも異常を感じた場合は，直ちに医師の処置を受ける。なお，皮膚についたガス成分は水道水でよく洗う。

火災：火災が発生したらあわてず，備えつけの消火器で消す。髪や衣服に火がついた場合，非常シャワーを浴びるか，消化毛布などにくるみ，火を素早く消し止める。

地震：実験中は地震の揺れで，酸やアルカリなどの液体試薬を入れた容器が倒れないように，あらかじめ気をつけて実験を進める。例えば，実験台の端に酸の入ったビーカーを置く，試薬ビンを使った後もふたを閉めておかないなどは，やってはいけない非常に危険な行為である。常に，散らかさないで整理整頓を心がけて実験を進める（図1·2）。地震が発生した場合は，あわてずに身の安全を最

優先にして行動する。実験者どうし，お互い協力して身の安全を確保する。

危険な行為はお互いに注意しあい，また，不明な点は実験指導者（教員・実験補助者）に質問して安全な実験操作を心がける。

2.2 試薬の取り扱い方

生物・化学実験では，様々な薬品を取り扱うことになる。このような実験用の薬品を試薬とよび，実験室にはたくさんの試薬がある。

試薬を大まかに分類すると酸，アルカリ，塩（えん），金属，有機物である。

実験室内の試薬類は基本的に毒劇物・危険物と同類と考えるべきである。例えば，NaCl（塩化ナトリウム）は一般には食塩と呼ばれる物質である。一般に売られている食塩は食べても安全であるが，試薬のNaClは食べてはいけない。なぜなら，試薬のNaClは非常に高純度に精製されているが食品用につくられたものではないので，仮に食用に使い事故が起きても何の保証もないのである。このことは，一般に無毒と考えられる試薬も含めてすべての試薬についていえることである。

試薬ビンにはラベルが貼付してあり，一般的な試薬の性状は固体か液体のものがほとんどである（図1·3）。

○試薬の保管方法

試薬は毒劇物・危険物に指定されているものは専用の保管庫に保管して施錠し，必要な時だけ取り出して使用する。毒劇物・危険物の記録簿をつくり使用量は記録簿に記載する必要がある。

その他の一般の試薬は，その性状や有効性を保つために，それぞれ，常温，冷蔵，冷凍，−80℃冷凍さらに遮光の必要性があるかなどの保管方法が異なる。一般的な試薬も記録簿をつくり，使用量を記載して管理するとよい。

○試薬の扱いおよび試薬の量り方

試薬の量の測り方は主に容量か重量かの2つである。

「容量で量る」というのは体積で測る方法でメスシリンダーやホールピペット（図1·5参照）など体積を量る（ガラス）器具で量を量ることである。容量は普通，液体を量る方法であるが固体を量れないわけではない。

「重量で量る」というのは重さを量る方法で，電子天秤など重量を量る機器で量る。電子天秤は固体（粉末）などを量るのに適しているが，ビーカーなどの容器に入れた液体を量ることもできる。また，危険な試薬，例えば酸やアルカリは，ドラフトチャンバー内（図1·4）で量る。

試薬の量り方の基本についてはマイクロピペットの使い方（1章2·3化学実験器具　基礎実習1 p.23）と電子天秤による秤量（1章2·4実験機器　基礎実習2 p.33）を参照のこと。必要があれば，DVD（別売り）を見て理解してほしい（試薬の量り方）。

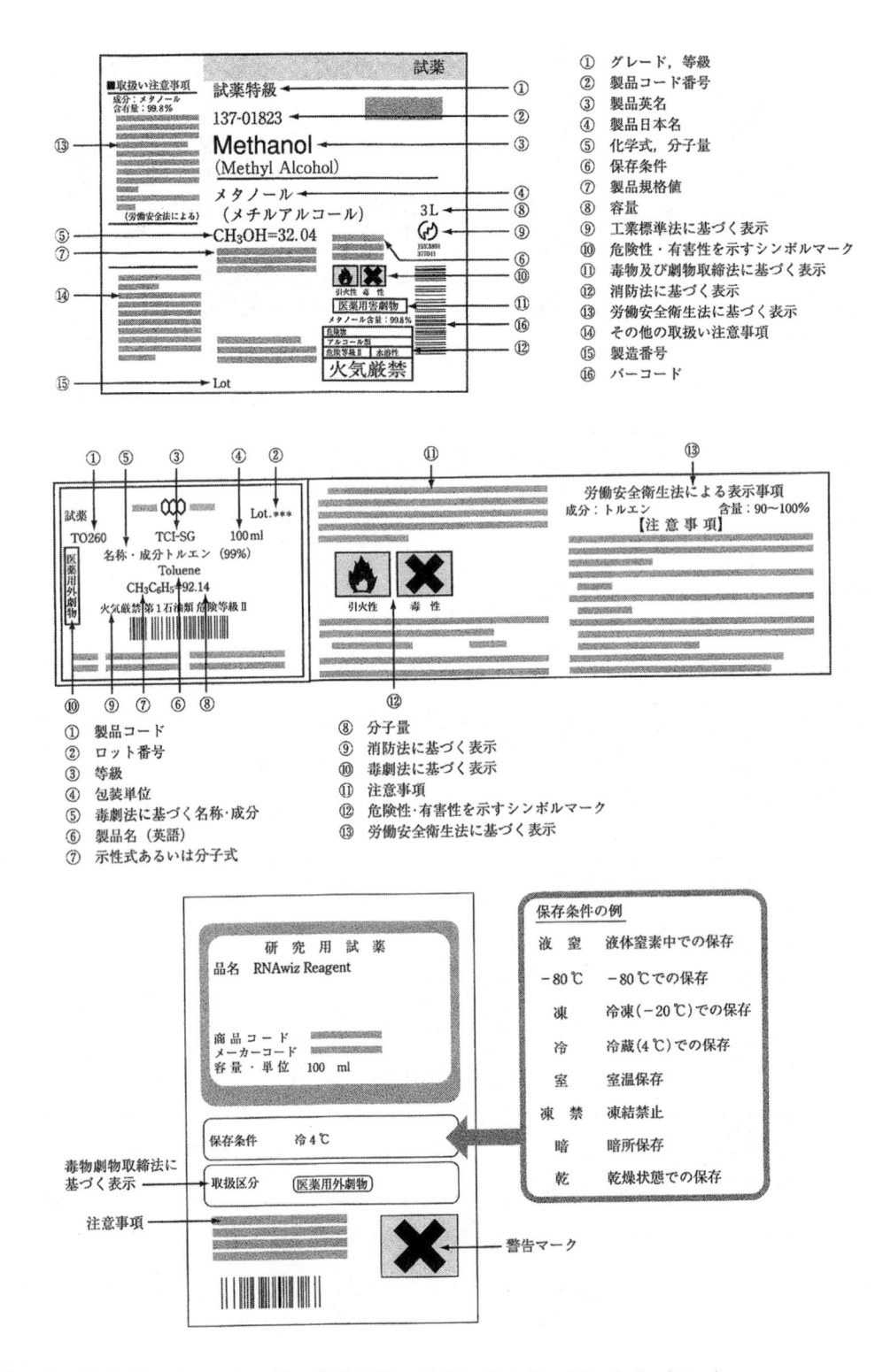

① グレード，等級
② 製品コード番号
③ 製品英名
④ 製品日本名
⑤ 化学式，分子量
⑥ 保存条件
⑦ 製品規格値
⑧ 容量
⑨ 工業標準法に基づく表示
⑩ 危険性・有害性を示すシンボルマーク
⑪ 毒物及び劇物取締法に基づく表示
⑫ 消防法に基づく表示
⑬ 労働安全衛生法に基づく表示
⑭ その他の取扱い注意事項
⑮ 製造番号
⑯ バーコード

① 製品コード
② ロット番号
③ 等級
④ 包装単位
⑤ 毒劇法に基づく名称・成分
⑥ 製品名（英語）
⑦ 示性式あるいは分子式
⑧ 分子量
⑨ 消防法に基づく表示
⑩ 毒劇法に基づく表示
⑪ 注意事項
⑫ 危険性・有害性を示すシンボルマーク
⑬ 労働安全衛生法に基づく表示

保存条件の例

液窒	液体窒素中での保存
−80℃	−80℃での保存
凍	冷凍（−20℃）での保存
冷	冷蔵（4℃）での保存
室	室温保存
凍禁	凍結禁止
暗	暗所保存
乾	乾燥状態での保存

出典：飯田隆他編：イラストで見る化学実験の基礎知識，第2版，丸善（2004）

図 1・3　試薬ラベルの例

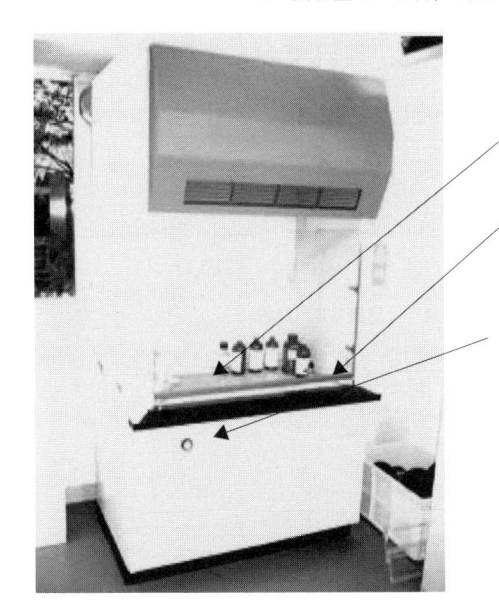

作業台：酸アルカリなど危険な試薬を扱える

スライド戸：上下に開閉する

水栓コック：ドラフト内の水栓の開閉用

(a) ドラフトチャンバーの全体イメージ

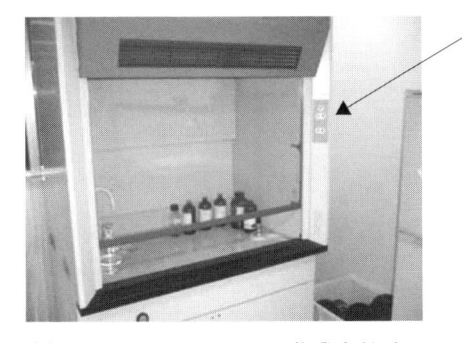

操作スイッチ
ファンを回して空気をドラフト内に吸い込ませてから，
ドラフトチャンバー内で防護手袋などをして有毒試薬を扱う

ドラフトチャンバー内には絶対に顔を入れてはいけない!!

(b) ドラフトチャンバーの作業台付近

ドラフトチャンバーは危険な試薬などを安全に扱うために非常に重要な設備である。
特に有毒ガスが発生するような試薬の扱いに適している。
事故防止のためにもドラフトチャンバーの使用には経験者の指導が必要である。

図 1・4　ドラフトチャンバー（ドラフト）の例

2.3　化学実験器具

　主要な実験器具の一覧を図 1・5 に示す。これらの実験器具は健康科学の基礎教育における生化学実験，食品学実験，基礎栄養学実験などでは必ず使用すると考えられる。したがってその使い方などは十分に知っておく必要がある。

　各器具については映像資料 DVD を見て，その使い方の基本を理解されることを望む。なお，映像資料による各種実験器具の使い方はあくまで参考にするものであって，本来の使い方は実際にその器具を何回も使うことで熟達していくのである。特に使用が難しい器具は必ず指導者にその使用方法を直接，教えてもらうことで学ぶべきである。技術というものは，紙面・映像だけで伝えられるものと，実際に師匠から弟子へと（あるいは先輩から後輩へと）手を通して教え伝えられるものがある。

(a) 基本的な器具類

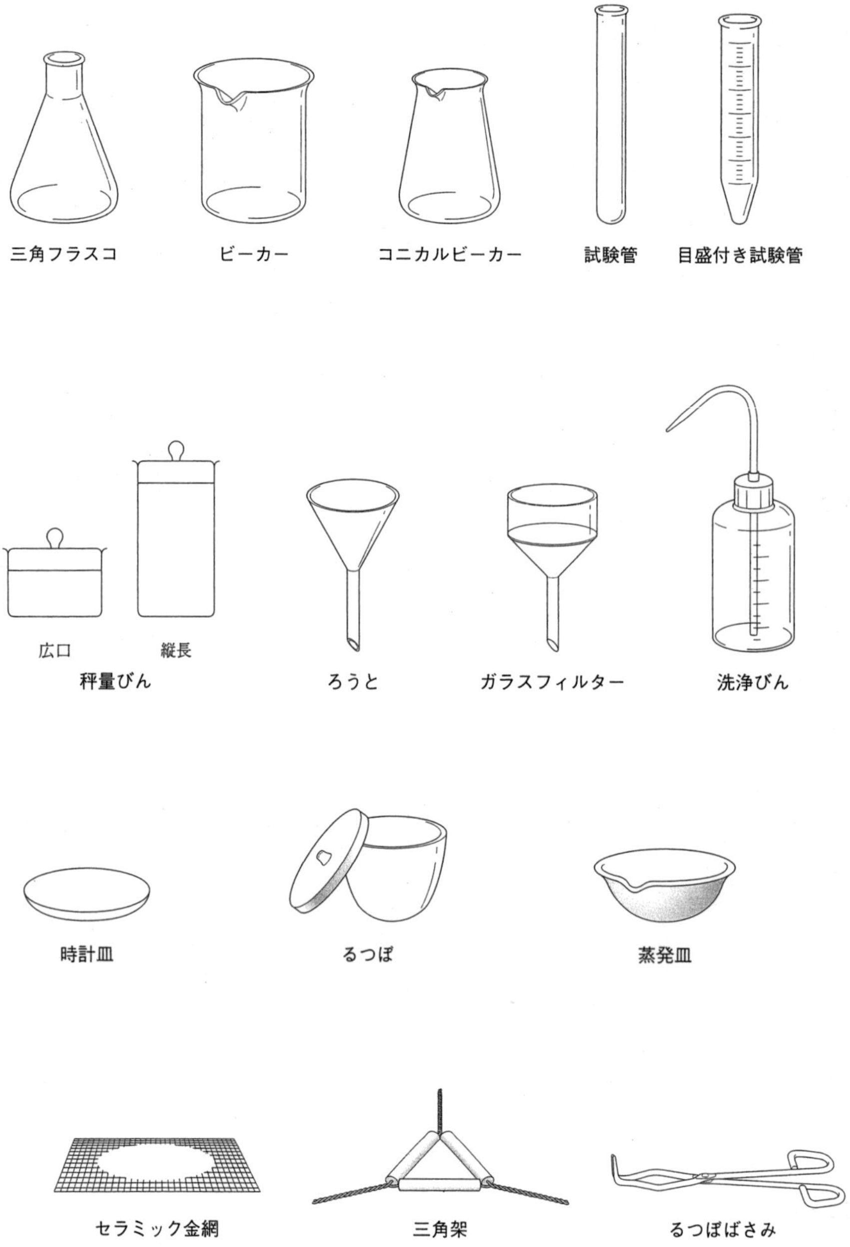

| 三角フラスコ | ビーカー | コニカルビーカー | 試験管 | 目盛付き試験管 |

秤量びん（広口／縦長）　ろうと　ガラスフィルター　洗浄びん

時計皿　るつぼ　蒸発皿

セラミック金網　三角架　るつぼばさみ

図 1・5　「食べ物と健康」分野での主要実験器具

(b) 反応用，蒸留用器具類

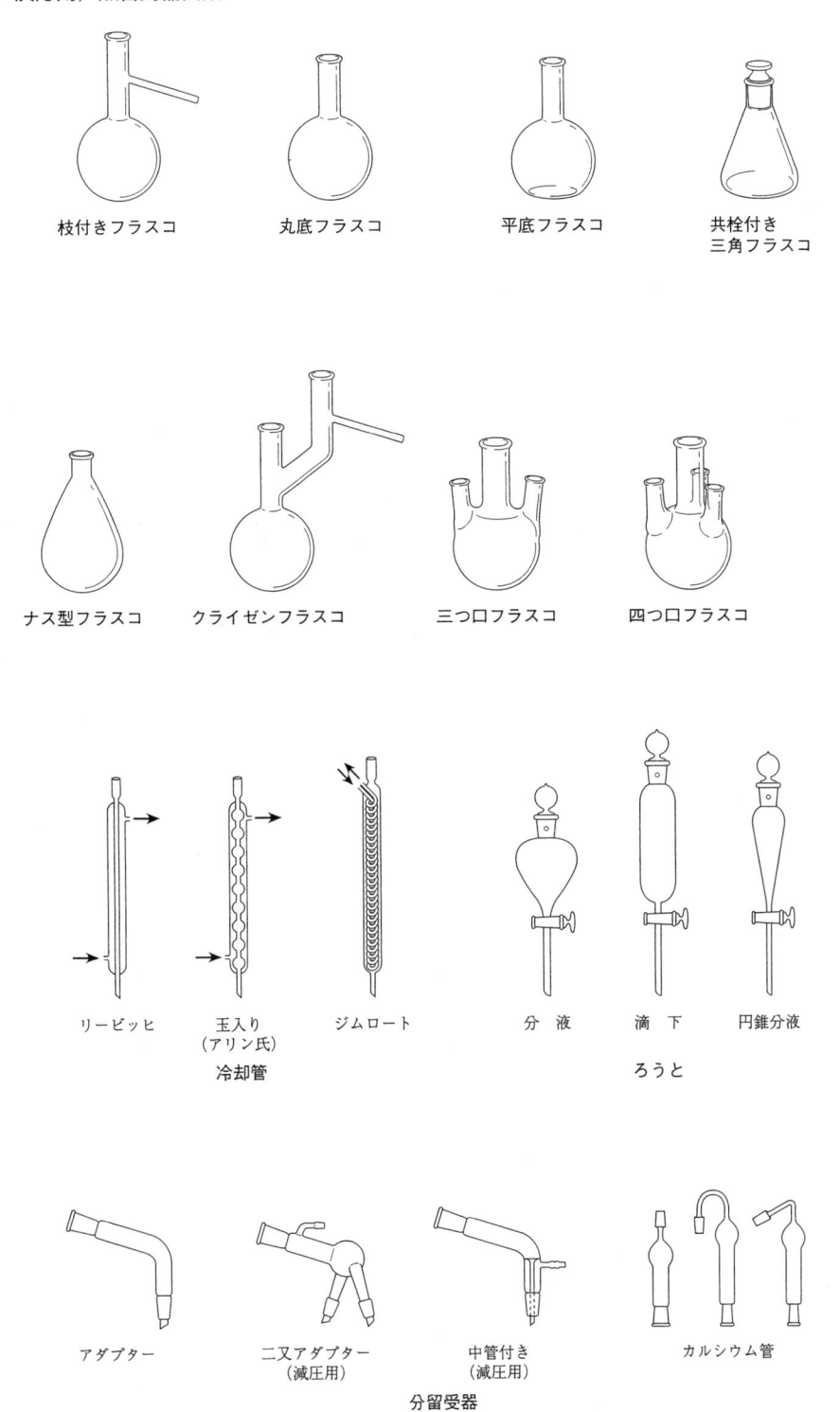

枝付きフラスコ　　丸底フラスコ　　平底フラスコ　　共栓付き三角フラスコ

ナス型フラスコ　　クライゼンフラスコ　　三つ口フラスコ　　四つ口フラスコ

リービッヒ　　玉入り（アリン氏）　　ジムロート
冷却管

分液　　滴下　　円錐分液
ろうと

アダプター　　二又アダプター（減圧用）　　中管付き（減圧用）　　カルシウム管
分留受器

図 1·5 「食べ物と健康」分野での主要実験器具（つづき）

(c) 定量用器具

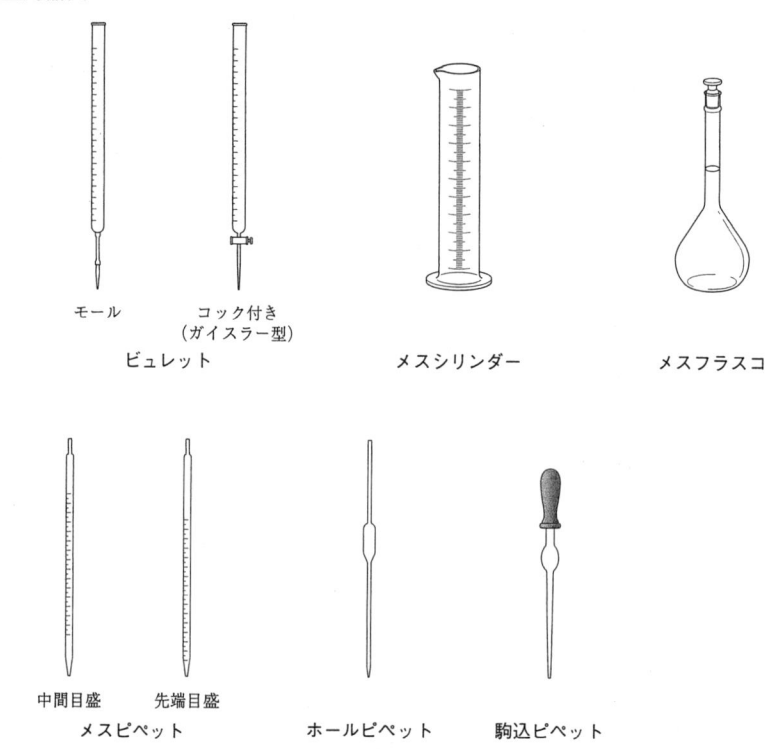

モール	コック付き （ガイスラー型）		
	ビュレット	メスシリンダー	メスフラスコ

中間目盛	先端目盛		
	メスピペット	ホールピペット	駒込ピペット

(d) 乾燥用器具

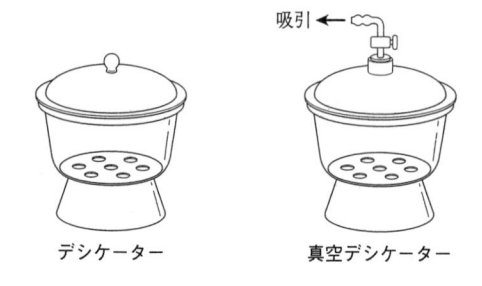

吸引 ←

デシケーター　　　真空デシケーター

(e) ろ過用器具

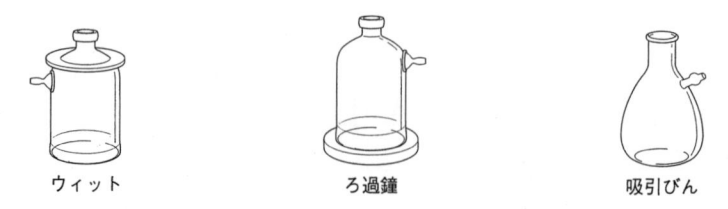

ウィット　　　ろ過鐘　　　吸引びん

図 1・5　「食べ物と健康」分野での主要実験器具（つづき）

(f) その他

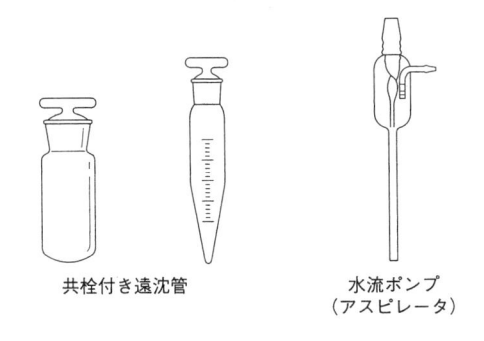

共栓付き遠沈管　　水流ポンプ（アスピレータ）

出典：渡辺達夫，森光康次郎編著：健康を考えた食品学実験，アイ・ケイ・コーポレーション（2007）

図1・5　「食べ物と健康」分野での主要実験器具（つづき）

　健康科学分野の基礎的な実験でも手を通して教え伝えられることが50%はあると考える。したがって，実際に紙面や映像資料だけでなく，実際に実験・実習を行ない学ぶわけである。

　ここでは健康科学分野で最も多用されるマイクロピペットの使い方を実習する。

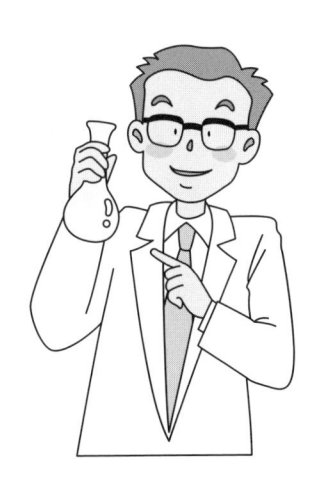

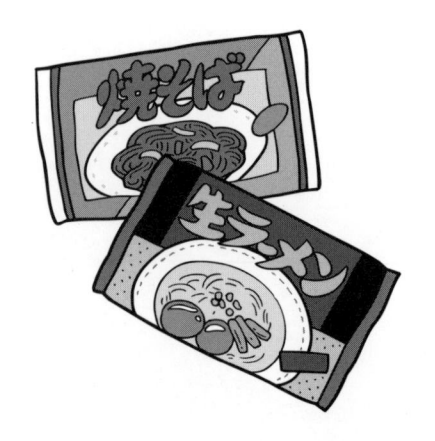

〔メモ〕

【基礎実習 1】マイクロピペットの使い方（佐塚正樹）

1. マイクロピペットの種類

① エアーディスプレイスメント式（図 1·6）

　一般に使われているマイクロピペットがこの方式であり，なじみが深いピペットである。以下に特徴を述べる。

1) 空気をコントロールすることで液体の吸引排出を行い，正確な計量ができる。

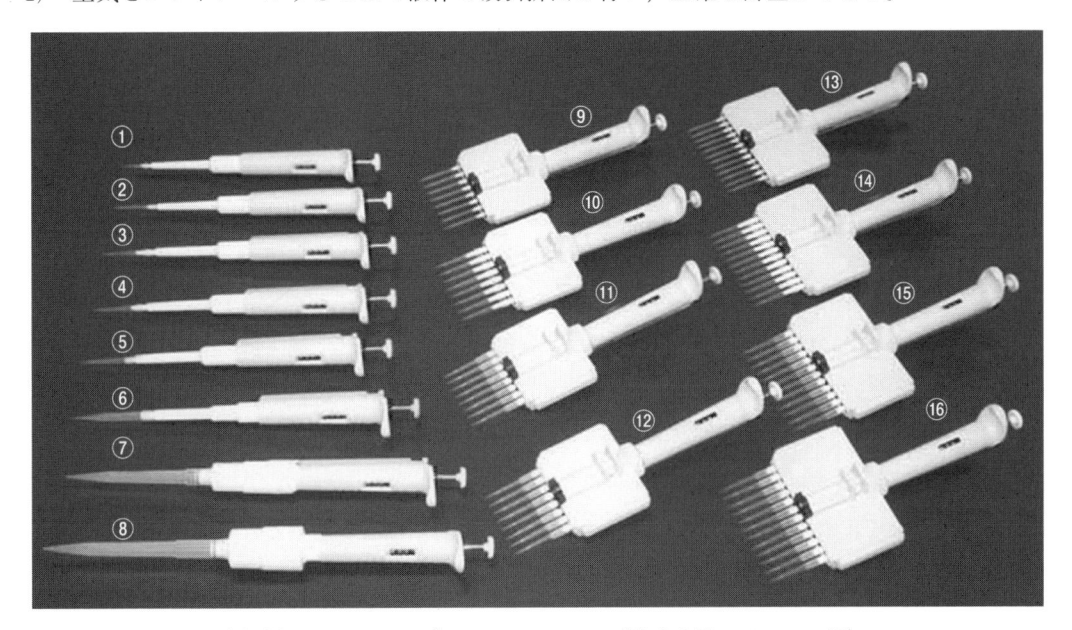

(a) 様々なマイクロピペット　Nichpet（株式会社ニチリョー製）

左側がシングルタイプ EX シリーズ上より，① 0.1～2 μl　② 0.5～10 μl　③ 2～20 μl　④ 10～100 μl　⑤ 20～200 μl　⑥ 100～1000 μl　⑦ 1000～5000 μl　⑧ 1～10 ml の容量を量れる．中央が 7000 シリーズ 8 チャンネルタイプ上より⑨ 0.5～10 μl　⑩ 5～50 μl　⑪ 40～200 μl　⑫ 50～300 μl，同じく右側が 7000 シリーズ　12 チャンネルタイプ上より⑬ 0.5～10 μl　⑭ 5～50 μl　⑮ 40～200 μl　⑯ 50～300 μl の容量を量れる．

　実験によりマイクロピペットの様々な使い分けがあり，その使用法を熟知することは健康科学分野の実験では必須である．

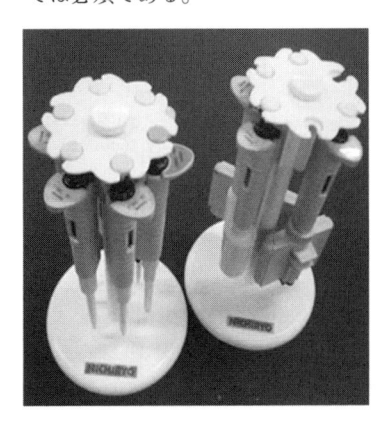

(b) マイクロピペットは専用のスタンドに保管することでその精度が維持できる．

図 1·6　マイクロピペットの種類

2) 本体先端に取り付けられるディスポーザブルチップ内のみ液体が吸引される。

3) サンプル間のクロスコンタミネーションを防ぐことができる。

② ポジティブディスプレイスメント式

ピストンが直接液面と接するタイプで注射器がこの方式である。

1) 直接，液体の吸引排出を行える。

2) 高粘性の液体でも吸引排出が可能で正確に計量できる。

2. 各部の名称：エアーディスプレイスメント式（図 1・7）

① プッシュボタン

1) このボタンでサンプルの吸引排出を行える。

第1ストップ，第2ストップと2段階になっており，吸引時と排出時で使い分ける。

2) ボタンを回すことで容量の設定が行える（詳細は操作方法へ）。

② ロックハンドル

1) 設定した容量が操作中に動かないようにロックできる。

2) ロック機能により，解除した状態での容量設定がスムーズに行える。

③ エジェクタボタン

チップを廃棄するためのボタンを押すことでチップが本体から外れる。

④ エジェクタ止めネジ

1) エジェクタを止めているネジである。ネジ式なので簡単に取り外しできる。

2) 操作中にエジェクタが落ちてこないようにしっかり固定されている。

⑤ エジェクタ

エジェクタボタンを押すと，チップを廃棄するため上下に動く。

⑥ 容量カウンタ

1) 容量が表示される。

2) 容量を設定する際にカウンタを見ながら行える。

⑦ ノズル

ノズルの先端にチップを装着する。

⑧ チップ（ディスポーザブルチップ）

1) 実際に液体が吸引される部分である。

2) 各機種に合ったチップが必要になる。

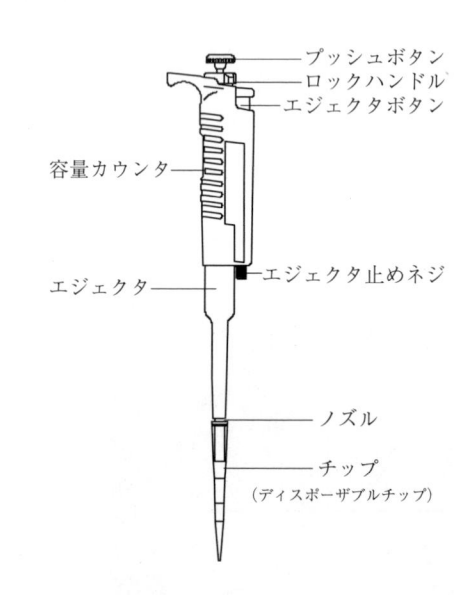

図 1・7 マイクロピペットの各部の名称類

3. 操作方法

① 容量設定

1) ロックハンドルをロック解除の方向に回し,ロックを緩める(図1・8)。
2) プッシュボタンを回し,容量カウンタを希望の容量に合わせる。

この時,カウンタ窓の下部にあるポイントマーク(赤色)に,カウンタの目盛りを合わせる。各機種の目盛表示,目盛単位($\mu\ell$)を参照の上,容量設定を行う(図1・9)。

(注1) 容量を増やす際には,一旦その目盛りを半回転ほど超えて,その後希望の容量に合わせる。容量を減らす際は,そのまま直接目盛りを合わせる。

(注2) 規定された容量範囲を超えて,容量可変を行うと,マイクロピペットの破損および精度を損なう恐れがある。

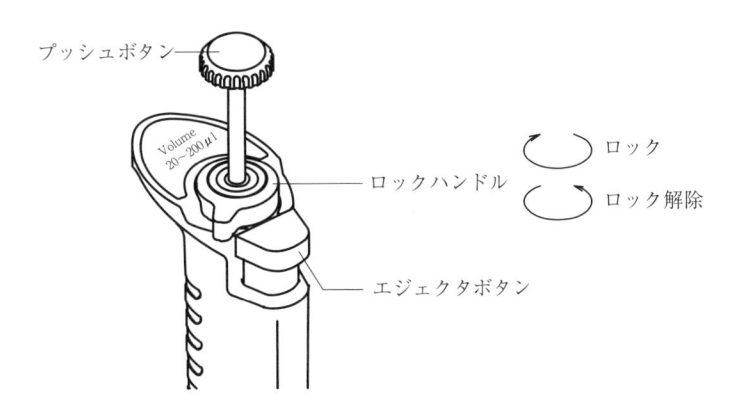

図1・8 マイクロピペットの容量設定部位

図1・9 マイクロピペットの容量表示の例

② 吸入（フォワード法）

1) ディスポーザブルチップをノズルに装着する。

（注3）チップを装着せずに使用しない。

（注4）サンプリングを始める前にチップの予備洗浄を行う（詳しくは参考の4へ）。

2) プッシュボタンをaからbまで押し下げる（図1·10）。

3) プッシュボタンを押し下げたまま，吸引する容量に適した位置にチップの先端を入れる（図1·11·①）。この時，本体は垂直に保つ。

（注5）チップの先端を入れる位置は液面下約3 mm。5 mℓ，10 mℓのモデルは約5 mm。

4) プッシュボタンを静かにaまで戻し，液体をチップ内に吸引採取する（図1·11·②）。

（注6）この際1秒間静止し，液体を完全に吸引し終わるのを待つ。また，プッシュボタンは静かに操作する。急に離すと，正確な精度が得られない恐れや本体内に液体を吸い込み，故障の原因になる。

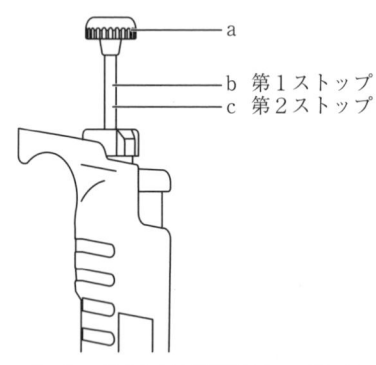

図1·10 マイクロピペットのプッシュボタン

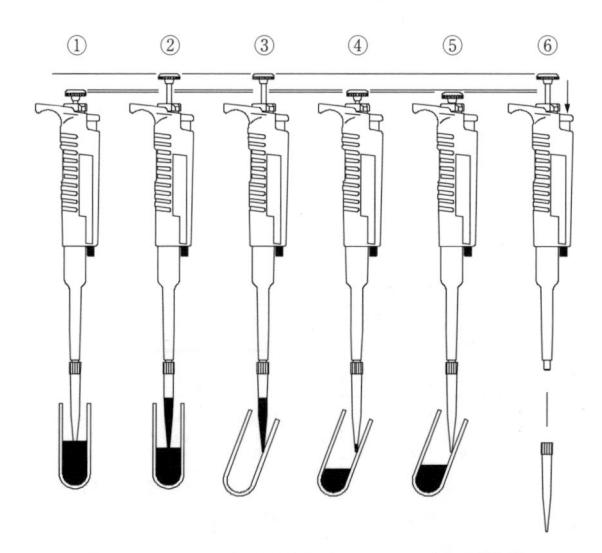

図1·11 マイクロピペット，一連の操作

5) 試料液からチップを静かに離す。チップの外壁に液滴が付いた時は，チップの先に触れないように気をつけて拭き取る。

(注7) チップ内に液体が入っている状態で本体を横にしない。本体内へ液体が入り込み故障の原因になる。

③ 排出

1) 受器の内側にチップの先端をつける（図1・11・③）。

2) プッシュボタンをゆっくりとaからbまで押し下げる。約1秒おいてCまで押し下げる。これで液体が排出される（図1・11・④⑤）。

3) プッシュボタンを押したままの状態で，チップを受器の内壁にすべらせながら受器から引き上げる。

4) プッシュボタンを戻す。

(注8) チップの先が液体から離れる前にプッシュボタンを戻すと，再び液体を吸引してしまう。

5) 使用済みのチップは，エジェクタボタンを押して外し破棄する（図1・11・⑥）。

(注9) 人体に有害な液体を使用する場合は，使用中および使用済みチップに絶対に触れない。

◎上記の操作方法に従って 0.5 ml，0.3 ml，0.25 ml，0.1 ml，0.05 ml を一本のエッペンドルフチューブに量り取れ

【参考】より正確な秤量のために

1. 温度との関係

本体を長時間手に握ったままにすると，体温で温まり，本体内の空気が膨張して正確な精度が得られない恐れがある。よって使用しない時は出来るだけ手から離す。

逆に本体を冷やした状態で操作した場合でも，正確な精度が得られない恐れがある。直射日光が当たる場所，高温多湿な場所，温度の低い場所などで操作した場合でも同様に精度に影響がでる恐れがある。

2. 気密性

本体内，チップとの接合部などで空気が洩れていた場合，正確な計量ができない。液体を吸引しない場合もある。気密が保たれているか定期的な検査をする。

3. キャリブレーション（容量調整）

1) マイクロピペットは長期間使用していると，容量にずれが生じてくることがある（環境，使用状況によって異なる）。容量表示と実際に吸引している容量と誤差が出ていないか，定期的な容量検査を行う。

2) キャリブレーション方法は，各メーカーで異なるので，付属の取扱説明書を確認して正しく行

う（メーカーによってはキャリブレーションのライセンスが必要な場合がある）。
3) 正しくキャリブレーションを行うには，作業環境を整えることが重要である。室温：17～27℃，湿度：50～85％，測定する水温：20℃～25℃，作業2時間前から作業室に入れておく。

4. チップの予備洗浄
　高い精度を得るためには，新しいチップに交換した後，サンプリングを始める前にそのサンプルで2～3回第1ストップ（図1・10のb）の位置まで吸引・排出を繰り返してから使用する。チップの予備洗浄をすることで血清，合成洗剤，タンパク質溶液，有機溶媒等，チップの内壁に膜が残り易いサンプルに対して高い精度が得られる。揮発性のある液体に対しても全体の圧力を補正しサンプリングが可能になる。

5. 高濃度の液体，粘性溶液
　液体吸引時はチップ内吸入後2～3秒程待ってから，ゆっくりとチップを液面より離す。
吐出の際も，第1ストップ（図1・10のb）の位置で2～3秒待ってから第2ストップ（図1・10のc）の位置まで押しきること。

6. 保管方法
1) 各機種の最大容量に合わせること。内部のバネへの負担が軽減される。
2) チップを装着するノズルの先端部分に傷などが付くと，正確な精度が得られない恐れがあるので，専用のスタンドに掛けて保管すること。

2.4 機器の使い方

　健康科学分野の基礎実験で使用される実験機器（プラスチック・ゴム・ガラス器具以外の機械および電気・電子機器）には，図 1・12 に示したようなものがある。図 1・12 に示したものは基本的なものであり，より専門的で高度な実験器具がたくさんある。しかし，最初に基本的な実験機器名や使い方，役割を知っておくと，今後の実験に大いに役立つ。各種実験機器についても映像資料 DVD を参照し，その名称や使い方の基本をよく理解してほしい。

　ヒトや実験動物の血液や臓器などの生体試料や，植物性・動物性食品中に含まれる様々な成分の分析においては，サンプルの化学的性質（水分，タンパク質，脂質，糖質，繊維，ビタミン，無機質および各種の微量成分など）や，研究の目的（サンプルの分離・精製，定性・定量解析，構造解析，生化学的・免疫化学的解析，機能性解析など）に応じて様々な化学分析法がある。これらの分析法は，研究室レベルでは実験ごとに行われる基本的な操作から，高額な機器と最先端の科学技術を必要とする分析技術まで多種多様である。現在においてもさらなる高感度，高精度，網羅的・包括的分析を目指した様々な分析法の開発や，煩雑な操作を必要とせず，分析時間の短縮などを目指したより安価で簡便な分析（試験）法への改良が試みられている。

　本項では，多くの化学分析における基本的操作である，電子天秤を用いた試料の重量測定，pH メーターを用いた溶液の pH 測定，分光光度計について簡単な分析例を挙げて解説し実験を行う。

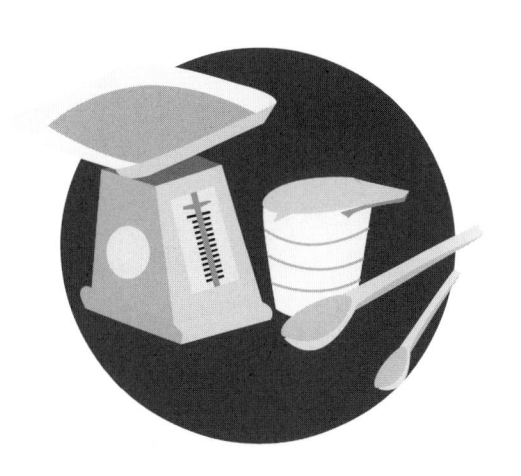

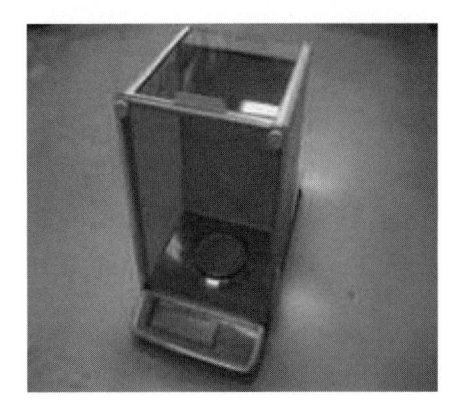

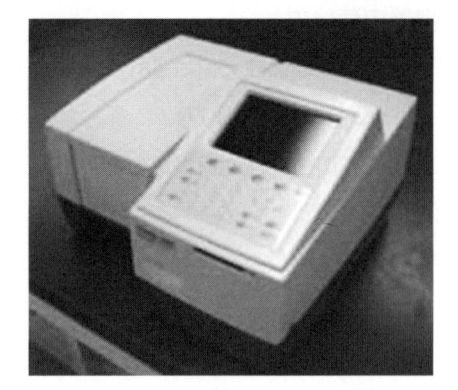

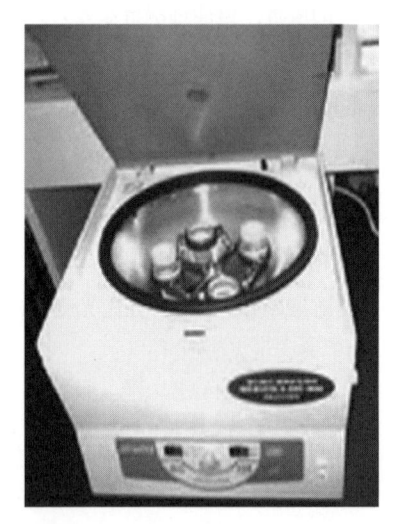

電子天秤　　　　　　　　　　　　分光光度計

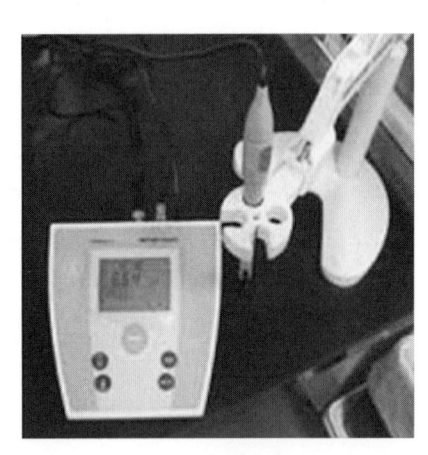

pH メーター　　　　　　　　　　　遠心機

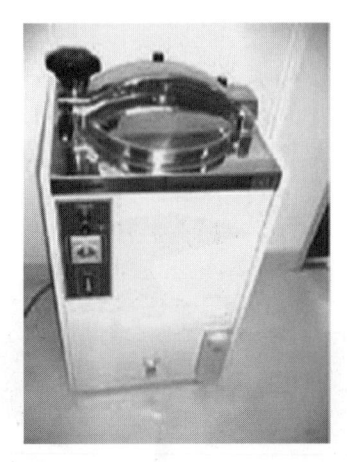

オートクレーブ 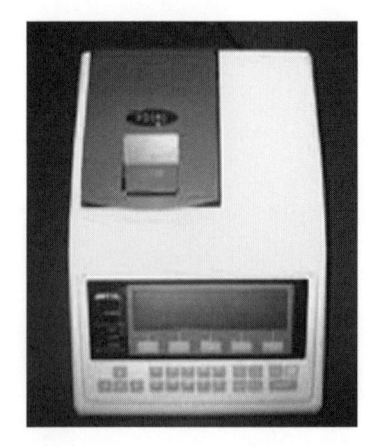　　　　　　　　　サーマルサイクラー

図 1·12　健康科学分野の実験で用いる基本的な機器の例

1) 秤量

重さや容量の測定は化学的測定の基礎であるとともに，試薬や試料の調製に欠かせない操作である。物質の重さの測定には現在ではもっぱら電子天秤が用いられている。電子天秤は図 1·13 a のような精度の高いものや，図 1·13 b のような電子上皿天秤のようなものもあり，それぞれ感量（読み取ることのできる最小重量）が異なる。

電子天秤は直示天秤などと異なり，秤量に分銅などは使用せず，操作もワンタッチで非常に簡単なため，化学実験において最も普及している天秤である。感度やゼロ点も自動的に補正される。秤量の原理については他の専門書を参考にされたい。一般に電子天秤の精度は 0.1 mg である。デジタル表示の場合はすべてが有効数字と考えてよいが最後の桁は誤差を含んでいる。デジタル表示で 0.1234 g の有効数字は 4 桁となる。使用方法は備えつけの使用説明書を読むこと。

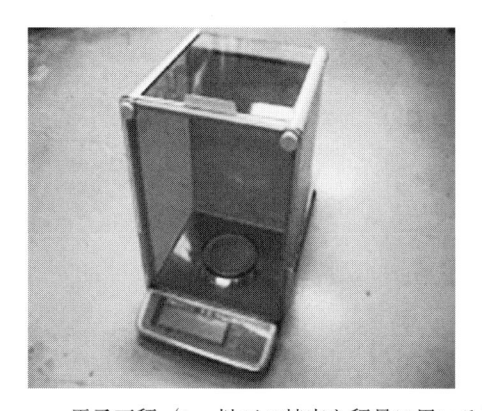

a 電子天秤（1 g 以下の精密な秤量に用いる）

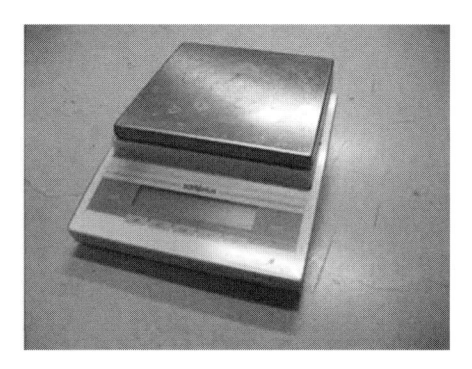

b 電子上皿天秤（1 g 以上の多量の秤量に用いる）

図 1·13 電子天秤

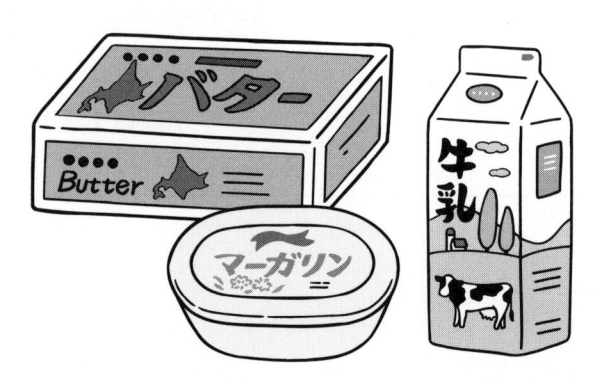

〔メモ〕

【基礎実習 2】電子天秤の使い方（三好規之）

1. 一般的な注意

1) 電子天秤は繊細な機械であるので取り扱いに気をつける（図 1·13）。
2) 電子天秤は振動のない台に置いて使う。
3) あらかじめ内蔵されている基準分銅（100 g）を使って校正を行ってから使用する（通常，一度校正を行っておけば使用のたびに校正する必要はない）。
4) 使用する電子天秤の最大秤量・最小秤量を確認し，用いる秤量容器や秤量する量を考える。

2. 試薬の秤量方法（小数点以下 4 桁までの秤量）※

1) 電子天秤の電源を入れる。
2) 表示値が 0.0000 g 値となることを確認する。
3) フードドアを開けて，秤量皿の上に秤量容器（ビーカー，薬包紙アルミホイルなど，試薬の性質により秤量皿を選ぶ。NaOH などの潮解性の試薬はガラスの容器を用いる）を置く。
4) フードドアを閉めて風体差し引き 0 キーを押して，表示値を 0.0000 g 値とする。
5) 薬さじ（スパーテル）を用いて試薬を試薬ビンから適宜取り出し，秤量容器に入れ，フードドアを閉めて表示値を読む。スパーテルはできるだけ秤量容器に触れないようにする。
6) 5) の結果からスパーテルであと何杯入れれば所定の秤量を得ることができるか考える。
7) 試薬を加えていくことで，所定の秤量にするのがよい秤量の仕方である。
8) 秤量容器が秤量皿以外のところに触れていると正しく秤量することができない。

◎上記の 2. の方法に従い，実際に薄力粉（小麦粉）を 100 mg 量る。

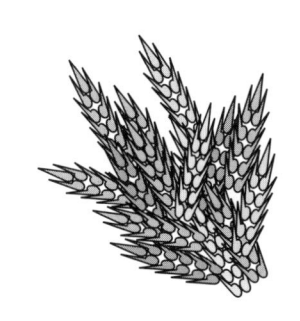

※メーカーにより操作方法は異なる場合があるのでメーカーの取扱説明書を参照すること。

2) pHメーター（pH計）

　pHメーター（図1·14）は，主にサンプルのpH測定や，緩衝液調製時のpH確認に用いられる。pHは，動物や植物中の様々な生命活動における非常に重要な調節要因の一つである。そのため，生体内反応を反映させた（検証）実験などに用いられる緩衝液など，反応液の調整においては厳密なpH調整操作が求められる。具体的な生体調節におけるpHの役割については，3章　1緩衝溶液とpHの項で具体例を挙げて紹介する。

　pHは電極を溶液の中に入れて電極電位差を測定して求める。ガラス電極を被検液に浸すとガラス電極の薄膜の内側と外側のH^+の濃度の違いにより，ガラス電極と比較電極との間に電位差が生じる。この電位差は溶液のpHに対して直線的な依存性を示すのでpH測定が可能になる。pHメーターによるpH測定には，pH標準液を用いた定期的なpH校正が必要である。また，pHは検液の温度によって影響を受けるが，一定の温度域なら自動で校正を行う機種も市販されている。さらに，検液の長期間放置は空気中のCO_2吸収によるpH変動を引き起こすことにも注意したい。

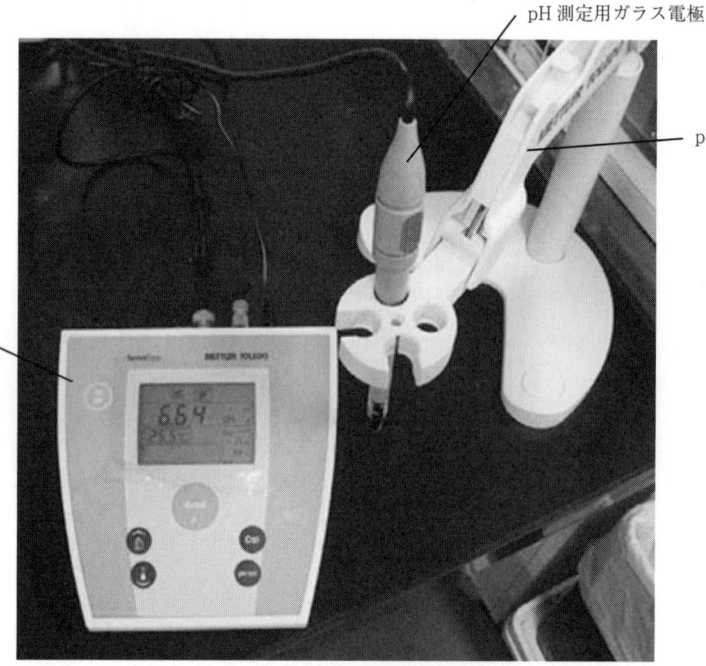

pHメーターの取り扱いはそれぞれの取り扱い説明書に従うこと

図1·14　pHメーター

【基礎実習3】pH 計による検液の pH 測定：pH 計の校正（三好規之）

1. pH 計の校正※

1) 電極をプラスチック製の電極ホルダーからはずして，純水約 200 mℓ が入ったプラスチックビーカー（250 mℓ）の水中へ電極の先端を浸す（電極の先端はガラス製で破損しやすい構造になっているのでビーカーの底に絶対に接触させないこと）。
2) pH 計の電源スイッチを入れる（on/off キー）。
3) pH 計を標準緩衝液により pH 校正する。（この操作は，一度設定しておけば，通常，pH 測定のたびに校正する必要はない）

（校正を行う目的：）

pH 計による pH 測定はすでに pH が定まっている溶液（標準緩衝液）の pH を pH 計に記憶させ，この値に基づいて pH 未知溶液の測定が行われるためである。通常，pH の異なる2つの標準緩衝液を用いて校正を行う。
緩衝液の示す pH は緩衝液の温度により変わるので校正に際しては標準緩衝液の温度とその温度における pH の値を知っていなければならない。以下に手順を示す※。

1) 温度設定（標準緩衝液の温度）（25℃）
50 mℓ 用プラスチックビーカーに pH 6.86 の標準緩衝液を約 50 mℓ 入れ，電極先端部を浸し，「↑ボトル」キー（A キー）を押す。「↑ボトル」キーあるいは「↑温度計」キー（B キー）により空白枠を表示させる。「Read」キーを押す。ディスプレー部に温度が表示されるので，A キーあるいは B キーを用いて表示を設定温度に変更する。「Read」キーを押して確定する。
2) 標準緩衝液 pH 6.86 による設定
上記操作によりディスプレー部に標準緩衝液の pH が表示されるようになるので，A キーあるいは B キーにより数値を 6.86 に調整する。「Read」キーを押して確定する。次いで「Cal」キーを押し，標準緩衝液 pH 4.01 による設定に移る。
3) 標準緩衝液 pH 4.01 による設定
電極を純水の入った洗浄ビンで洗った後，50 mℓ 用プラスチックビーカーに pH 4.01 の標準緩衝液を約 50 mℓ 入れ電極先端部を浸し，上記 1) 2) の操作を行う。

2. pH 測定後の電極の取り扱い

(1) 検液の pH を測定した後の電極は，純水の入った洗浄ビンで洗浄して，純水の入ったビーカーの水に浸しておく。

※メーカーにより操作方法は異なる場合があるのでメーカーの取扱説明書を参照すること。

(2) すべての実験が終了した後，pH計の電源を切り，電極先端部を保存用溶液の入ったプラスチック製の電極ホルダーに入れて保管する。

3） 分光光度計

微量な物質の情報を得るためには機器の分析方法（機器分析）が欠かせない。健康科学分野（食品栄養科学・医学・薬学・看護学）でも機器分析は非常に重要な手法であり，特に光を利用した分析方法は多種多様である。

物質に光があたると物質と光の間で相互作用（光と原子 or 分子 or イオン or 電子 or 原子核）により，光の吸収や放射が起こる。このような現象はスペクトルとして観察されて，それぞれの目的に応じた装置を用いて分析ができる（図1·15）。光分析法は図1·15に示すように電磁波分析の一種であって，発光，吸光，蛍光の三種類に大別できる（図1·16）。

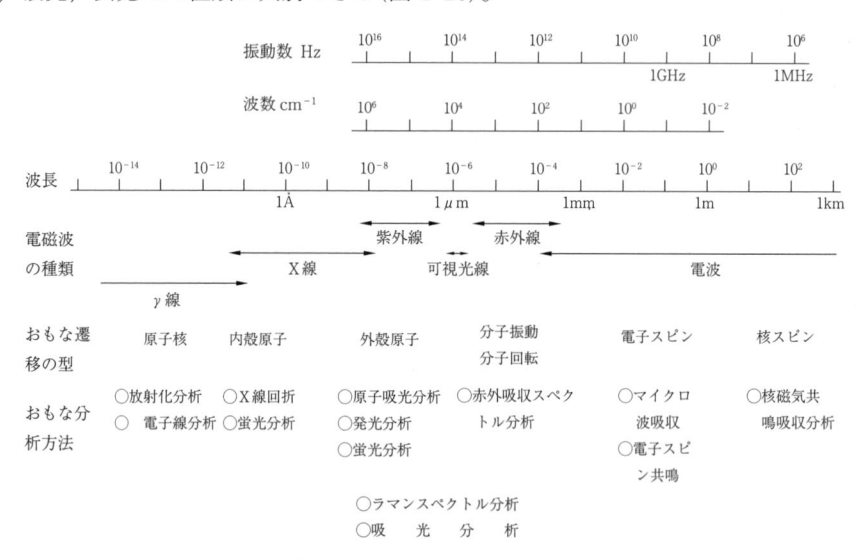

図1·15 出典：奥谷忠雄他著：基礎教育分析化学，東京教学社（1995）

図1·15 光（電磁波）を使った分析方法

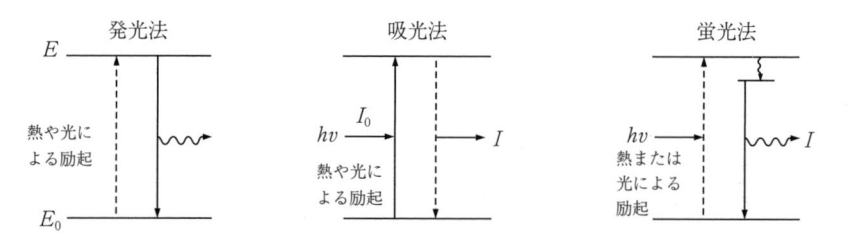

図1·16 出典：奥谷忠雄他著：基礎教育分析化学，東京教学社（1995）

図1·16 発光，吸光，蛍光の概念

ここで行う分光光度計を用いた分析方法は3種の中の吸光法であり，きわめて一般的な光分析法である。分光光度計の概念は図1·17に示す。図1·18は分光光度計の例である。

光源 ⇒ 分光器 ⇒ セル ⇒ 検出 ⇒ 記録計

試料

図 1・17 出典：奥谷忠雄他著：基礎教育分析化学, 東京教学社（1995）

図 1・17 光（電磁波）を使った分析方法の概念

　吸光法は吸光光度法とも呼ばれ, 光源より分光器によって単色光を発し, 試料を通過させて光の吸収率を測定する定量法である。栄養素の分析ではタンパク質, ビタミン, 色素の分析に多用されている。

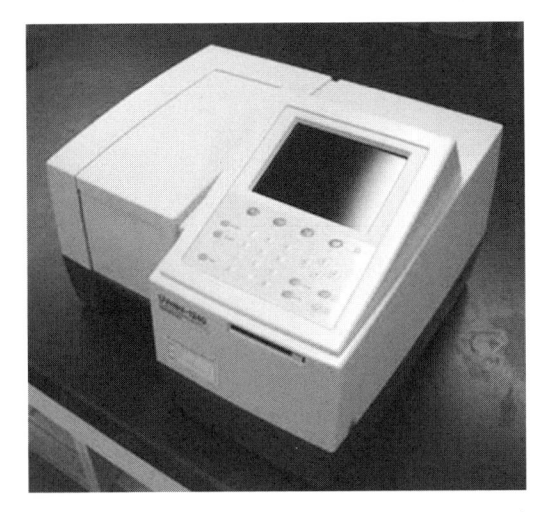

分光光度計の一例（島津製作所　UVmini-1240）

図 1・18 分光光度計

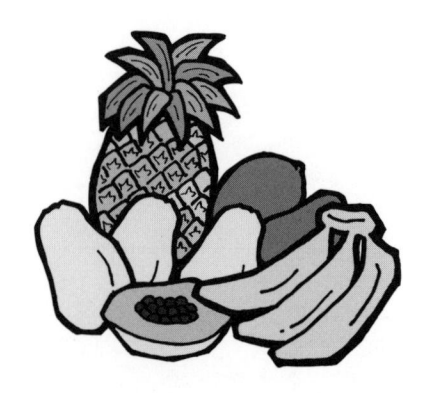

〔メモ〕

【基礎実習 4】分光光度計による吸収スペクトル測定（三好規之）

われわれの身近には，着色した液体食品が多数存在する。溶液が色を示すのは，その溶液が白色光の中からある波長の光を選択的に吸収するため，吸収されずに通過した光が目に色として感じられるためである。吸収を示す発色団の種類は C=C，C=O，C=N，$-(CH=CH)_n-$ などの不飽和結合であり，これらの基を有する分子は紫外・可視領域の光を吸収する。波長を変えたときの吸収の変化を示したものを吸収スペクトルという（図 1・19）。

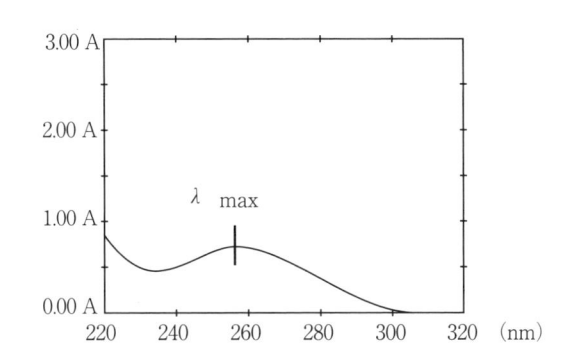

核酸（DNA）の吸収スペクトル
DNA は 260 nm 付近に吸収のピークが認められる。

図 1・19　分光光度計で測定した吸収スペクトル

スペクトルそのものの起源は電子遷移に基づくものであり，その中に振動，回転エネルギー遷移を含むため広い帯状の吸収帯（バンドスペクトル）となる。吸光スペクトルスキャンができる紫外—可視分光光度計では 190 nm～800 nm の間の波長を自動的に変化させ，各波長における吸光度（A）を自動的に測定する。吸収スペクトルで重要な分子からの情報は，吸収位置（λ_{max}）とモル吸光係数（ε）である（図 1・19）。簡易的な核酸の濃度測定や比色法による溶液中に含まれる物質の濃度測定に，分光光度計が用いられている。

抗酸化物質としても知られるアントシアニン（anthocyanin）は，植物界において広く存在する色素であり，アントシアンのうち，アントシアニジン（anthocyanidin）がアグリコンとして糖や糖鎖と結びついた配糖体成分のことである。アントシアニンは溶液の pH の影響を受けやすい。酸性溶液で安定な赤色のフラビリウムイオンは，弱酸性から中性付近の水溶液中では，すばやく脱プロトン化を受けて紫色の不安定なキノイド（アンヒドロ）塩基となる（図 1・20，口絵 1）。本実習では，pH 変化によるアントシアニジン溶液の吸収スペクトルの変化（色の変化）を観察する。

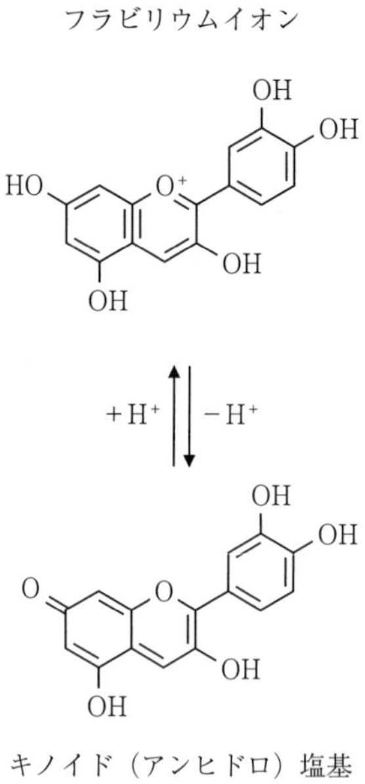
フラビリウムイオン
OH
OH
HO
O+
OH
OH
+H+
−H+
OH
OH
O
O
OH
OH
キノイド（アンヒドロ）塩基

図 1·20　シアニジン（アントシアニン）の色調変化（口絵 1 を参照）

[試　薬]

- アントシアニン（シアニジン：cyanidin）
- 1 N HCl
- 1 N NaOH
- 10 mM リン酸緩衝液（pH 7.4）（調整法は3章　1緩衝溶液とpHの項参照）

[器　具]

- スパチュラ（スパーテル）
- ガラスバイアル
- パスツールピペット

[機　器]

- 電子天秤
- pH メーター
- 分光光度計

[操　作]

1）電子天秤を用いてシアニジンを1 mg ガラスバイアルに量りとる。

2）バイアルに27 mℓ のリン酸緩衝液を加えよく撹拌し溶かす。

3) 溶かしたシアニジン溶液を3本のバイアルに9 mℓ ずつ分注する。
4) 1本目のバイアルに1 N HClを1 mℓ 滴下し，混合後，pHメーターでpHと溶液の色を確認する。
5) 2本目のバイアルに1 N NaOHを1 mℓ 滴下し，混合後，pHメーターでpHと溶液の色を確認する。
6) 3本目のバイアルにリン酸緩衝液を1 mℓ 滴下し，混合後，pHメーターでpHと溶液の色を確認する。
7) 3本の溶液から各1 mℓ を吸光度測定用セル※に移し，分光光度計を用い吸収スペクトル（190〜800 nm）を測定する。

[結　果]
1) 各溶液のpHと色を記録する。
2) 各溶液の吸収スペクトルを記録する。

[考　察]
1) サンプル溶液のpH変化によるアントシアニン（シアニジン）の吸収スペクトルの変化を考察せよ。

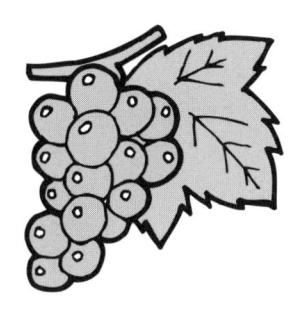

※吸光度測定用セルはさまざまな種類があり，使用法については必ず，実験指導者（教員・実験補助者）の指示に従うこと。

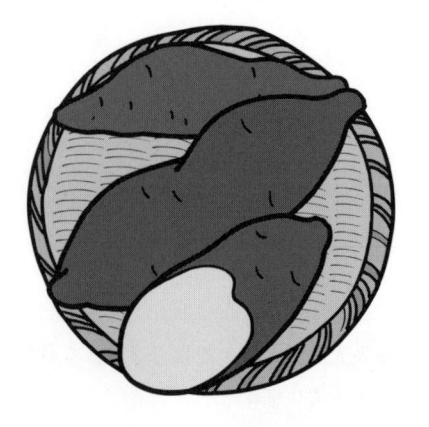

〔メモ〕

【基礎実習 5】分光光度計による定量 （佐塚正樹）

光の吸収を定量的に扱う法則がランベルト－ベールの法則である。

ランベルトの法則は，吸光は液層の厚さに比例することを示している。

この発見は

$$I = I_0^{-K_1 l} \cdots (1)$$

で示され，光の吸収が指数関数で表現できることを示している。

ここで I_0 は入射前の光の強さ，I は液層通過後の光の強さ，l は液層の厚さ，K_1 は定数である。(1)式からは

$$-\log(I/I_0) = K_1 l \cdots (2)$$

が導き出される。

I/I_0 は透過度といい，透過率 transmittance $(T) = (I/I_0) \times 100\%$ と示される。また $-\log(I/I_0)$ は吸光度（absobance）といい A または As と略記する。

ベールの法則は，吸光度は液体に溶けている物質（溶質）の濃度に比例することを示している。

これを式で示すと

$$-\log(I/I_0) = K_2 C \cdots (3)$$

であり，溶質の濃度の増加とともに指数関数的に吸光度が増加することを示唆する。ここで C は溶質の濃度，K_2 は定数である。

(2)式と(3)式をあわせるとランベルト－ベールの法則となり，

$$A = -\log(I/I_0) = klc$$

となる。濃度をモル濃度で示した時は定数 k を ε で表し，ε をモル吸光係数と呼んで各物質に特有の値である。

すなわち，吸光度 $A = \varepsilon lc$ （l：セルの厚さ（cm），c：モル濃度）となる。

このランベルト－ベールの法則によって物質の吸光を定量的に扱えるのである。

以上に説明した吸光光度法について理解するため以下の実験を行う。

紫外吸光度法による卵白タンパク質の定量

［試　薬］
- 卵白アルブミン

［器　具］
- スパチュラ

- 試験管

[機　器]
- 電子天秤
- 分光光度計

[操　作]
1) 卵白アルブミンを 5 mg 量り，5 mℓ の水に溶かしアルブミン溶液を調製する。
2) アルブミン溶液の 2 倍希釈系列を作成する。1（原液），0.5（2 倍希釈），0.25（4 倍希釈），0.125（8 倍希釈）mg/mℓ の各濃度を調整する。
3) 波長を 280 nm に合わせ，0（ブランク），0.125，0.25，0.5，1 mg/mℓ の各濃度の卵白アルブミンの吸光度を測定する。
4) 検量線（図 1·21）を作成する。
5) 0.2～1 mg/mℓ の範囲で任意に調整した卵白アルブミン溶液の吸光度を測定する。

[結　果]
1) 検量線を使い，任意に調整したアルブミンの吸光度からアルブミンの濃度（mg/mℓ）を求めよ。

[考　察]
1) 検量線に透過度を用いず吸光度を用いる理由を考えてみよ。

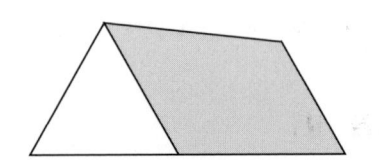

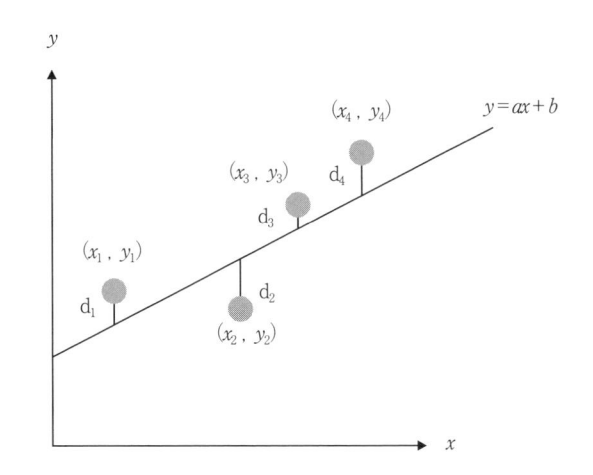

検量線はd1〜d4のそれぞれの点の最も近くを通る直線を描く(最小二乗法の考え方)。
このやり方が最も誤差を小さくすることができる。グラフは一次関数のy＝ax+bとなる。
最小二乗法は最も誤差の少ないaとbを求める方法である。

図1·21　青柳康夫・有田正信編著：Nブックス実験シリーズ食品学実験，建帛社（2009）

図 1·21　検量線の描き方

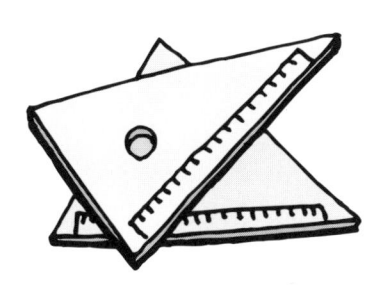

※検量線の作成と最小二乗法

　ここでいう検量線とは，標準試料の既知濃度とその分光データを用いてグラフ化した直線のことで濃度をX軸，吸光度をY軸に取る。グラフ用紙に標準液のデータをプロットして，目分量で最も多くの点の近くを通る直線を描く（直線は必ずしも原点を通らなくてもよい）。

　検量線の最適化には最小二乗法を用いるが，この考え方は実際の測定値と理論値の誤差が最小になるようなy＝ax＋bのaとbを求める方法であるが，データが正確に得られると目分量でも十分な直線が描ける（図1·21）。

2 章
食べ物の成分に関する化学実験

1 アミノ酸とタンパク質

　タンパク質は約20種類のα-アミノ酸がペプチド結合（—CO—NH—）した高分子化合物であり，生体の至るところに存在する。その種類や働きは多種多様である。

　例えば，皮膚には建築材料としてケラチンやコラーゲンがあり，小腸にはトリプシンなどのタンパク質分解酵素（酵素もタンパク質）が分泌され，血液中には酸素を運搬するヘモグロビンや，生体防御にかかわる抗体（免疫グロブリン）などが存在している。

　われわれの体を構成している20種類のアミノ酸（表2・1）は，他の動物や植物にも共通なものである。したがって，牛肉や豆腐などの食品タンパク質を構成しているアミノ酸は，ヒトのタンパク質を構成するアミノ酸になりうるということである。もっと極端にいうと，ヒトは食べた牛肉の一部を自分（ヒト）の肉の一部に造りかえることができるということである。

　ここでは，タンパク質やアミノ酸の性質を理解するため，それらの検出に用いられる代表的な定性反応や，タンパク質の定量法について紹介する。

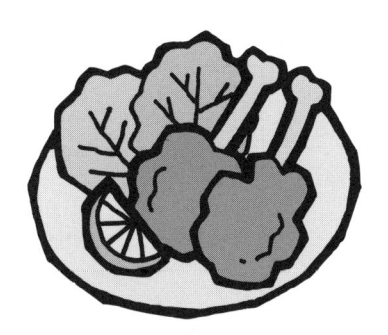

表 2·1 タンパク質を構成する 20 種のアミノ酸

$$\left[^{-}\text{OOC}-\overset{\overset{\displaystyle H}{|}}{\underset{\underset{\displaystyle NH_3^+}{|}}{C}}-\boxed{R} \right]$$

分類		名称		略号 3文字	略号 1文字	側鎖 R の構造*	分子量	R の pK_a	等電点
中性アミノ酸		グリシン	glycine	Gly	G	—H	75.1		6.0
		アラニン	alanine	Ala	A	—CH$_3$	89.1		6.0
	脂肪族アミノ酸 / 分枝アミノ酸	バリン	valine	Val	V	—CH(CH$_3$)$_2$	117.1		6.0
		ロイシン	leucine	Leu	L	—CH$_2$—CH(CH$_3$)$_2$	131.2		6.0
		イソロイシン	isoleucine	Ile	I	—CH(CH$_3$)—CH$_2$—CH$_3$	131.2		6.0
	ヒドロキシアミノ酸	セリン	serine	Ser	S	—CH$_2$—OH	105.1		5.7
		トレオニン	threonine	Thr	T	—CH(OH)CH$_3$	119.1		6.2
	含硫アミノ酸	システイン	cysteine	Cys	C	—CH$_2$—SH	121.2	10.2	5.1
		メチオニン	methionine	Met	M	—CH$_2$—CH$_2$—S—CH$_3$	149.2		
	酸アミド アミノ酸	アスパラギン	asparagine	Asn	N	—CH$_2$—C(=O)NH$_2$	132.1		5.4
		グルタミン	glutamine	Gln	Q	—CH$_2$—CH$_2$—C(=O)NH$_2$	146.2		5.7
	イミノ酸	プロリン	proline	Pro	P	(環状構造)**	115.1		6.3
	芳香族アミノ酸	フェニルアラニン	phenylalanine	Phe	F	—CH$_2$—C$_6$H$_5$	165.2		5.5
		チロシン	tyrosine	Tyr	Y	—CH$_2$—C$_6$H$_4$—OH	181.2	10.1	5.7
		トリプトファン	tryptophan	Trp	W	—CH$_2$—(インドール)	204.2		5.9
酸性アミノ酸		アスパラギン酸	aspartic acid	Asp	D	—CH$_2$—COO$^-$	133.1	3.7	2.8
		グルタミン酸	glutamic acid	Glu	E	—CH$_2$—CH$_2$—COO$^-$	147.1	4.3	3.2
塩基性アミノ酸		リシン	lysine	Lys	K	—(CH$_2$)$_4$—NH$_3^+$	146.2	10.5	9.7
		アルギニン	arginine	Arg	R	—(CH$_2$)$_3$—NH—C(NH$_2$)=NH$_2^+$	174.2	12.5	10.8
		ヒスチジン	histidine	His	H	—CH$_2$—(イミダゾール)	155.2	6.0	7.6

* 中性 pH における構造.　** 全構造を示す.

出典：林 典夫, 廣野治子：シンプル生化学改訂第 5 版, 南江堂 (2007)

【実習1】タンパク質・アミノ酸の定性反応（鈴木康夫）

[目 的]
　前述のように，タンパク質はアミノ酸がペプチド結合してできたものである。ここでは，タンパク質やアミノ酸を検体として用い，特殊なアミノ酸やタンパク質の構造に基づく定性反応を行うことにより，タンパク質やアミノ酸の性質を理解する。

[原 理]
① 濃厚塩類による沈殿反応
　タンパク質を構成するアミノ酸残基には，正の電荷をもつリジン，アルギニン，ヒスチジンや負の電荷をもつアスパラギン酸，グルタミン酸がある。タンパク質に水を加えると，正の電荷をもつ残基には，水分子のいくらか負に帯電している $O^{\delta-}$ がくっつき，負の電荷をもつ残基には，水分子のいくらか正に帯電している $H^{\delta+}$ がくっつくこと（水和）によりタンパク質が水に溶ける。ここに濃い濃度の硫酸アンモニウム水溶液を加えると正の電荷をもつアンモニウムイオン（NH_4^+）が負の電荷をもつアミノ酸残基に結合し，負の電荷をもつ硫酸イオン（SO_4^{2-}）が正の電荷をもつアミノ酸残基に結合することにより，水分子がタンパク質から排除されるため沈殿反応がおこる（図2・1）。

② ビウレット反応
　この反応は，2つ以上のカルバモイル基（―CO―NH_2）に銅が配位して紫色に呈色すると考えら

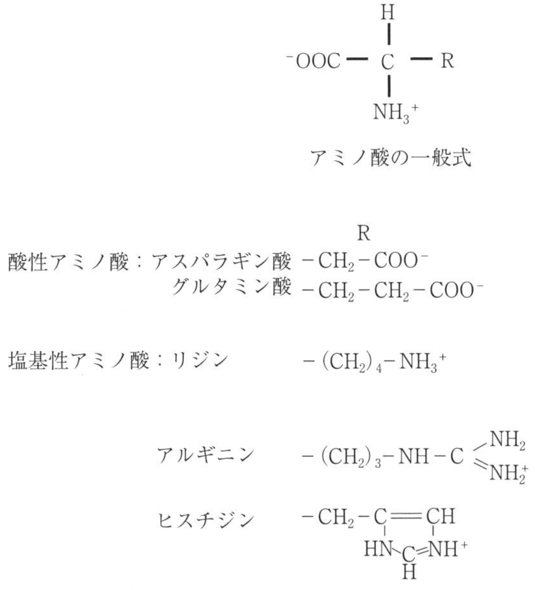

$$^-OOC-\underset{\underset{NH_3^+}{|}}{\overset{\overset{H}{|}}{C}}-R$$

アミノ酸の一般式

	R
酸性アミノ酸：アスパラギン酸	$-CH_2-COO^-$
グルタミン酸	$-CH_2-CH_2-COO^-$
塩基性アミノ酸：リジン	$-(CH_2)_4-NH_3^+$
アルギニン	$-(CH_2)_3-NH-C\underset{NH_2^+}{\overset{NH_2}{\lessgtr}}$
ヒスチジン	$-CH_2-C=CH$ $\quad\quad\quad\quad HN-CH-NH^+$

出典：林　典夫，廣野治子：シンプル生化学改訂第5版，南江堂（2007）

図2・1　アミノ酸の構造　酸性アミノ酸と塩基性アミノ酸

れている。タンパク質は 2 つ以上のペプチド結合（―CO―NH―）をもつ化合物であるためこの反応がおこる。また，ヒスチジン以外の遊離アミノ酸（単独のアミノ酸）やジペプチド（アミノ酸が 2 つ結合したもの）とは反応しない。ペプチド鎖が短くなると赤みを呈するようになる。

③ ニンヒドリン反応

この反応は，タンパク質，ペプチド，およびアミノ酸の呈色反応（発色または変色を伴う化学反応）の 1 つである。これらの水溶液をニンヒドリンとともに煮沸すると青紫色に呈色する。

1 分子のアミノ酸に 2 分子のニンヒドリンが反応し，ジケトインデュリデンアミノジケトインダン（ルーエマン紫）を生成する。プロリン，ヒドロキシプロリンなどのイミノ酸は黄色に呈色する。

④ キサントプロテイン反応

この反応は，芳香族アミノ酸（トリプトファン，チロシン，フェニルアラニン）を多く含むタンパク質の呈色反応である。試料液に濃硝酸を加えると白濁が生じる場合もあるが，さらに加熱すると淡黄色を呈する。これを冷却して水酸化ナトリウム水溶液を滴加し，アルカリ性にするとオレンジ色を呈する。この反応はタンパク質を構成するアミノ酸の中で，芳香族アミノ酸の芳香環が硝酸によりニトロ化されることにより生じる。したがって，血清アルブミンに比べ，これら芳香族アミノ酸の組成比が約 1/3 以下であるコラーゲンやゼラチンは発色性が低い。

⑤ 硫化鉛反応

この反応は，システイン，シスチンなどの含流アミノ酸が示す呈色反応であるが，メチオニンは，この呈色反応を示さない。システイン，シスチンは，アルカリ条件下で分解して硫化物イオン（S^{2-}）を遊離し，この S^{2-} が鉛イオン（Pb^{2+}）と結合し，黒色の硫化鉛の沈殿が生じる。

［試　料］

(a) 0.2％ アルブミン溶液
(b) 0.2％ ゼラチン溶液
(c) 0.2％ トリプトファン溶液
(d) 0.2％ システイン溶液
(e) 0.2％ ロイシン溶液

それぞれ 100 mℓ ずつ調整する（必要に応じて加温溶解，ろ過する）。

［試　薬］
① 濃厚塩類による沈殿反応

- 77％ 飽和硫安溶液（$(NH_4)_2SO_4$：77 g の硫酸アンモニウムを水に溶かして 100 mℓ とする。

② ビウレット反応
- ビウレット試薬（0.15% $CuSO_4$ — 0.6% $KNaC_4H_4O_6$ — 3% NaOH）
  調整法は 0.3% $CuSO_4$ − 1.2% $KNaC_4H_4O_6$ 50 mℓ と 10% NaOH（W/V）30 mℓ を混合後，水を加えて 100 mℓ とする。

③ ニンヒドリン反応
- 1% ニンヒドリン溶液：50 mℓ 調整する。

④ キサントプロテイン反応
- 濃硝酸（HNO_3）
- 50% 水酸化ナトリウム（NaOH）溶液（W/V）：100 mℓ 調整する。

⑤ 硫化鉛反応
- 10% 水酸化ナトリウム（NaOH）溶液（W/V）：50 mℓ 調整する。
- 10% 酢酸鉛（$Pb(CH_3COO)_2$）溶液（W/V）：100 mℓ 調整する。

[器　具]
- 試験管
- 試験管立て
- 駒込ピペット
- 滴ビン
- 水浴
- ガスバーナー

[実験操作]

① 濃厚塩類による沈殿反応（図 2·2）
1) 試験管に（a）～（e）の記号を書き，それぞれの試験管に試料（a）～（e）を 2 mℓ 入れる。
2) さらに，2 mℓ の 77% 飽和硫安溶液を加え観察する。試料がタンパク質であれば，沈殿が生じる。

② ビウレット反応（図 2·2）
1) 試験管に（a）～（e）の記号を書き，それぞれの試験管に（a）～（e）を 2 mℓ 入れる。
2) さらに，ビウレット試薬を 2 mℓ 加え溶液の色を観察する。試料が，タンパク質であれば青紫色になる。

③ ニンヒドリン反応（図2・3）

1) 試験管に（a）〜（e）の記号を書き，それぞれの試験管に（a）〜（e）を2 mℓ 入れる。
2) ニンヒドリン溶液を3〜5滴加える。
3) 沸騰湯浴中で2分間加熱する。
4) 室温で自然冷却後，溶液の色を観察する。試料がα-アミノ酸であれば青紫色になる。

④ キサントプロテイン反応（図2・4）

1) 試験管に（a）〜（e）の記号を書き，それぞれの試験管に（a）〜（e）を2 mℓ 入れる。
2) 濃硝酸を1 mℓ 加え加熱する。
3) 白色沈殿が溶解して黄色くなったら室温で自然冷却する。
4) 水酸化ナトリウム溶液を2 mℓ 加え溶液の色を観察する。チロシンやトリプトファンなどの芳香族アミノ酸を多く含むタンパク質であれば橙黄色になる。

⑤ 硫化鉛反応（図2・5）

1) 試験管に（a）〜（e）の記号を書き，それぞれの試験管に（a）〜（e）を2 mℓ 入れる。
2) 水酸化ナトリウム溶液を数滴加え混合する。
3) さらに酢酸鉛溶液を数滴加え，白濁した沈殿を加熱し溶液の色を観察する。試料が含硫アミノ酸であれば黒色になる。

[結　果]

各反応の結果を下記のような表を作ってまとめよ。

① 沈殿反応（タンパク質を検出）

	判　定
(a)	
(b)	
(c)	
(d)	
(e)	

② ビウレット反応（タンパク質を検出）

	判　定
(a)	
(b)	
(c)	
(d)	
(e)	

③ ニンヒドリン反応（α-アミノ酸を検出）

	判 定
(a)	
(b)	
(c)	
(d)	
(e)	

④ キサントプロテイン反応（芳香族アミノ酸やそれを多く含むタンパク質を検出）

	判 定
(a)	
(b)	
(c)	
(d)	
(e)	

⑤ 硫化鉛反応（含流アミノ酸を検出）

	判 定
(a)	
(b)	
(c)	
(d)	
(e)	

[考　察]

　実際に実験した定性反応についての長所・短所について簡単にまとめてみよ。また，アミノ酸やタンパク質の本実習で行った以外の定性検出方法について調べてみよ。

アルブミン　ゼラチン　トリプトファン　システイン　ロイシン
⬇(2mℓ)　⬇(2mℓ)　⬇(2mℓ)　⬇(2mℓ)　⬇(2mℓ)

(a)　(b)　(c)　(d)　(e)

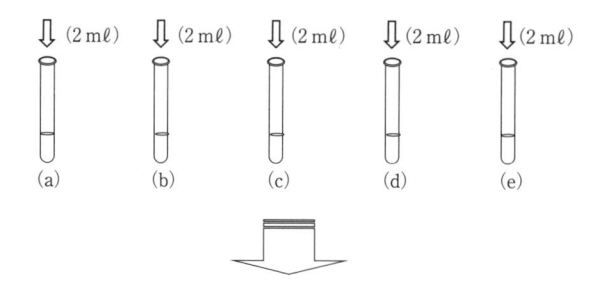

77% 飽和硫安溶液またはビウレット試薬

⬇(2mℓ)　⬇(2mℓ)　⬇(2mℓ)　⬇(2mℓ)　⬇(2mℓ)

(a)　(b)　(c)　(d)　(e)

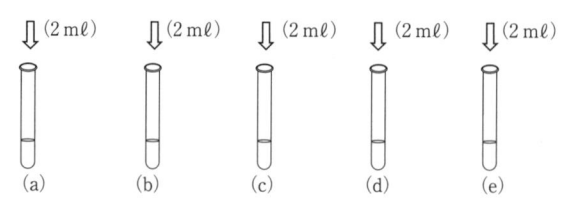

図2・2　濃厚塩類の沈殿またはビウレット反応　実験操作

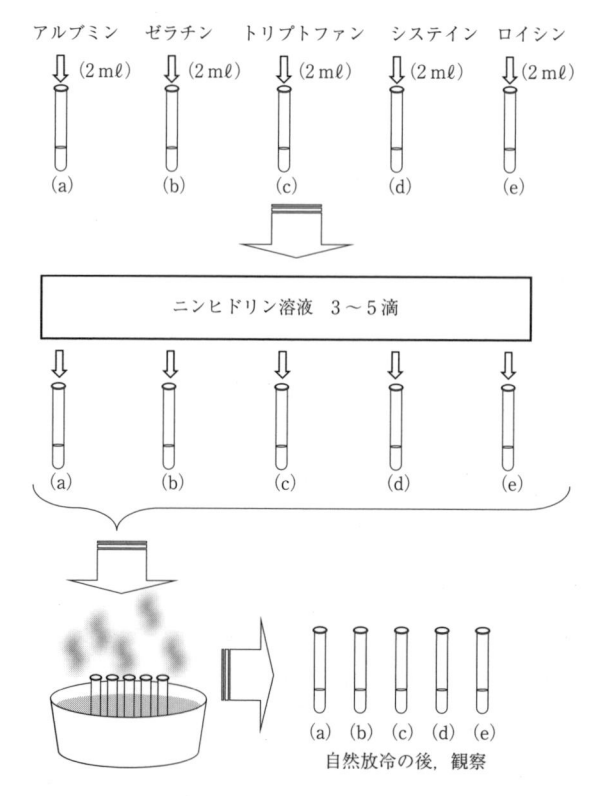

アルブミン　ゼラチン　トリプトファン　システイン　ロイシン
⬇(2mℓ)　⬇(2mℓ)　⬇(2mℓ)　⬇(2mℓ)　⬇(2mℓ)

(a)　(b)　(c)　(d)　(e)

ニンヒドリン溶液　3〜5滴

(a)　(b)　(c)　(d)　(e)

(a) (b) (c) (d) (e)
自然放冷の後，観察

各試験管を沸騰湯浴にて2分間加熱

図2・3　ニンヒドリン反応　実験操作

1 アミノ酸とタンパク質

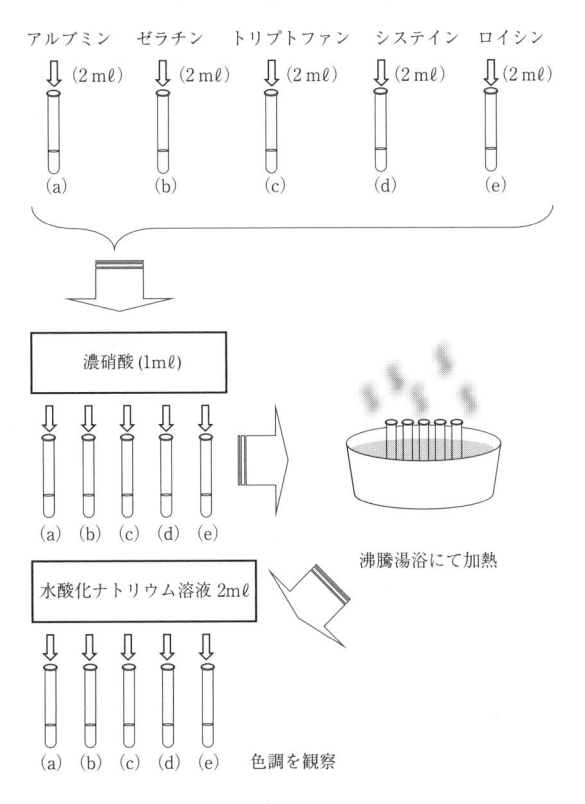

図2・4 キサントプロテイン反応 実験操作

アルブミン　ゼラチン　トリプトファン　システイン　ロイシン
(2mℓ)　(2mℓ)　(2mℓ)　(2mℓ)　(2mℓ)
(a)　(b)　(c)　(d)　(e)

濃硝酸(1mℓ)
(a)(b)(c)(d)(e)

沸騰湯浴にて加熱

水酸化ナトリウム溶液 2mℓ
(a)(b)(c)(d)(e)　色調を観察

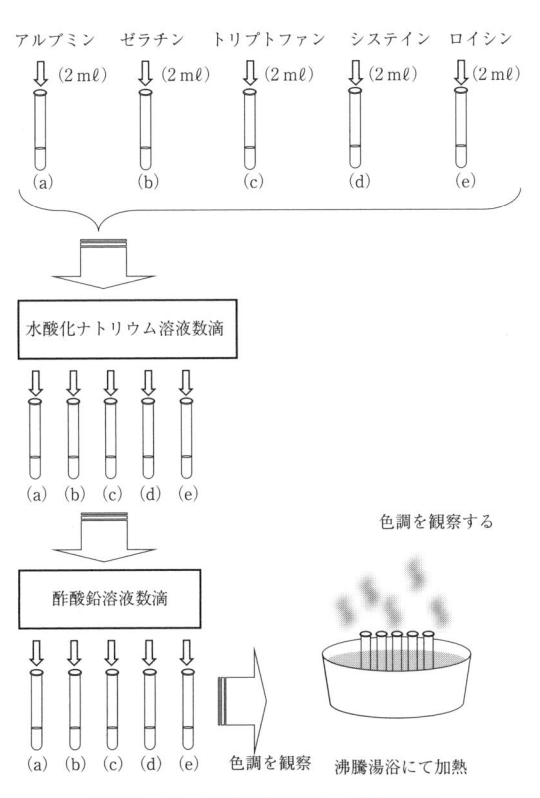

図2・5 硫化鉛反応 実験操作

アルブミン　ゼラチン　トリプトファン　システイン　ロイシン
(2mℓ)　(2mℓ)　(2mℓ)　(2mℓ)　(2mℓ)
(a)　(b)　(c)　(d)　(e)

水酸化ナトリウム溶液数滴
(a)(b)(c)(d)(e)

酢酸鉛溶液数滴
(a)(b)(c)(d)(e)　色調を観察

色調を観察する
沸騰湯浴にて加熱

【実習 2】 タンパク質の定量 （鈴木康夫）

［目 的］
未知濃度のタンパク質検体の濃度を測定する。

［原 理］（色素結合法）
基礎実習 5 では紫外吸収による定量方法を行ったが，ここではタンパク質が，酸性条件下でクマシーブリリアントブルー（CBB）という色素と結合すると，色調が赤紫色から青色に変化することを利用する。この現象は，結合するタンパク質の濃度が高くなればなるほど濃い青になることが知られている。本実験では，この色素が吸収する波長 595 nm の吸光度を測定することにより，タンパク質の濃度を測定する。

［試 料］
- 0.5 mg/mℓ 卵白アルブミン溶液（未知濃度の試料として）

［試 薬］
- CBB 溶液：使用時に 100 mg の CBB G-250 を 95％ エタノール 50 mℓ に溶解し，85％（w/v）のリン酸 100 mℓ を加え，さらに水を加えて 1ℓ とする。
- 1 mg/mℓ 卵白アルブミン溶液：200 mg のアルブミンを水に溶かして 200 mℓ とする。

［器 具］
- 試験管
- 試験管立て
- 5 ml メスピペット
- 100 $\mu\ell$（＝0.1 mℓ）ピペットマン
- ピペットマン用チップ

［装 置］
- ウォーターバス
- 分光光度計

[実験操作]（図2・6）
1) 試験管に (1)～(6) の番号を付け，それぞれアルブミン溶液を 5, 4, 3, 2, 1, 0 ml 採取する。
2) さらに試験管 (1)～(6) に水を 0, 1, 2, 3, 4, 5 ml ずつ加え混和する。
3) 新しい試験管に (7)～(12) の番号を付け, (1)から(7) へ 0.1 ml，(2)から(8) へ 0.1 ml，……(6)から(12) へ 0.1 ml 入れる。
4) 新しい試験管を 2 本用意し，(13)，(14) の番号を付け 0.1 ml の試料を入れる。
5) さらに試験管 (7)～(14) に CBB 溶液 5 ml を加え混和する。
6) CBB 溶液添加から 10～60 分以内に 595 nm における吸光度を測定して，アルブミンの検量線を作成する。
7) 作成した検量線から，未知試料のタンパク質濃度を求める。

[結　果]

アルブミン濃度(mg/ml)	吸光度	吸光度－(a)
0（ブランク）	(a)	0
0.1	(b)	
0.2	(c)	
0.3	(d)	
0.4	(e)	
0.5	(f)	

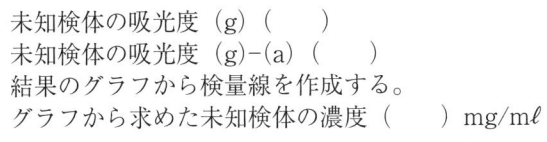

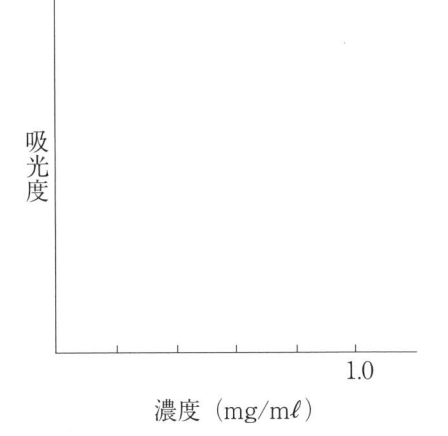

未知検体の吸光度 (g) （　　　）
未知検体の吸光度 (g)-(a) （　　　）
結果のグラフから検量線を作成する。
グラフから求めた未知検体の濃度 （　　　） mg/ml

[考　察]
　本実習で行った CBB 色素結合法以外のタンパク質定量方法について調べてみよ。また，CBB 色素結合法と調べたタンパク質定量方法を比較してみよ。

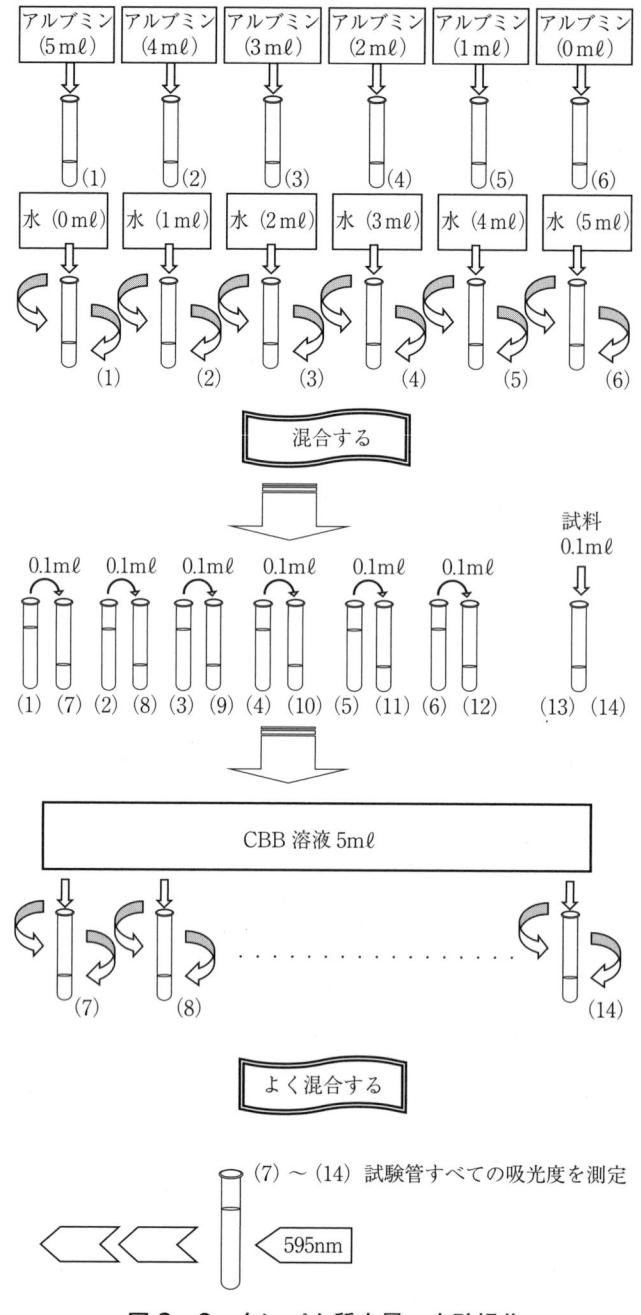

図2・6 タンパク質定量 実験操作

2 糖　質

　糖質はわれわれの体の主要なエネルギー源であり，総摂取エネルギーの約 60% を占める。特に脳や神経では，グルコースを主なエネルギー源とし，赤血球においてはグルコースを唯一のエネルギー源としている。そのため少しくらい脂質の多い食事を取っても，1日位，食事を取らず水だけで過ごしても，血液中のグルコース濃度（血糖値）はほぼ一定（70〜100 mg/dℓ）である。これはインスリンという血糖値を低下させるホルモンや，グルカゴンなどの血糖値を上昇させるホルモンが，タイミングよく血糖値を調節しているためである。また，インスリンが分泌されると肝臓や筋肉の細胞は血液中のグルコースを消費したり，グルコースからグリコーゲンを合成し，肝臓や筋肉に蓄えたりする。グリコーゲンは，植物に蓄えられているデンプン様の物質で，グルコース分子がたくさん結合した多糖であり，動物における貯蔵多糖である。肝臓のグリコーゲンは，血液中のグルコースが不足するとグルコースにまで分解され血液中に放出される。

　ここでは糖質を酸やアルカリで処理し，色素原に導き，それに対応する試薬を反応させることにより色素を形成させる反応や，糖質の持つ還元性を利用し呈色反応を行うことにより糖質の構造や性質を理解することとする。また，唾液によるデンプンの消化実験についても紹介する。

【実習3】　糖質の定性反応（鈴木康夫）

[目　的]

　糖質の構造や性質を理解する。

[原　理]

① モーリッシュ反応

　この反応は，糖類の一般的反応の1つである。糖を含む水溶液に α-ナフトール・エチルアルコール溶液を 2〜3 滴加え，これに濃硫酸を静かに入れて重層させると，境界面に赤紫色または紫色の環を生じる。これはヘキソース（グルコース，フルクトースなど6個の炭素原子を持つ単糖）や，ペントース（5個の炭素原子を持つ単糖）から硫酸による脱水反応で，フルフラノールまたはフルフラール誘導体が生成し，これが2分子の α-ナフトールと結合し，キノン形の色素を生成するためである。この反応は多糖または糖タンパク質の糖の検出に用いられるが，特にアルドース（アルデヒド基をもつ糖）に鋭敏である。アミノ糖は呈色しない。なお，グルクロン酸は緑色を呈する。

② フェーリング反応

　この反応は，還元糖を検出するものである。還元糖試料とフェーリング溶液とを混合し加熱する

と，フェーリング溶液中の銅（II）イオンが還元され酸化銅（I）Cu_2O の赤色沈殿を生ずる。アルドース，ケトースともに反応するが，反応速度は糖の種類によって異なる。糖以外にも還元基を有する化合物はこの反応が陽性となる。

$$2\,NaOH + 2\,CuSO_4 \longrightarrow Na_2SO_4 + Cu(OH)_2$$

$$2\,Cu(OH)_2 + \underset{(グルコース)}{C_2H_6(OH)_5CHO} \longrightarrow Cu_2O(赤色沈殿) + 2\,H_2O + \underset{(グルコン酸)}{C_5H_6(OH)_5COOH}$$

③ バーフォード反応

この反応は弱酸性溶液中において，単糖類が二糖類より容易に還元されることを利用する反応である。単糖類では5分以内に赤褐色の沈殿が検出されるが，二糖類では検出にさらなる時間を要する。

$$2\,Cu(COO)_2 + 還元糖 \longrightarrow 2\,CuOCOCH_3 + 2\,CH_3COOH + アルドン酸$$

$$2\,CuOCOCH_3 + H_2O \longrightarrow CuO_2 + 2\,CH_3COOH$$

④ セリワノフ反応

この反応はケトヘキソースがアルドヘキソースよりも，酸によって4-ヒドロキシメチルフルフラノールを生成しやすいことを利用したケトヘキソースの呈色反応である。糖溶液にセリワノフ溶液を加え，3分加熱するとケトヘキソースが赤色を呈する。アルドヘキソースの発色は1/10程度であるためケトヘキソースと区別できる。また，ペントースは緑色を呈する。

⑤ ヨウ素デンプン反応

原理は，「唾液アミラーゼのデンプンへの作用に関する実験」(p.69) を参照せよ。

[試　料]

(a) 0.1％ グルコース溶液
(b) 0.1％ フルクトース溶液
(c) 0.1％ マルトース溶液
(d) 0.1％ スクロース溶液

それぞれ100 mℓ ずつ調整する。

(e) 0.1％ でんぷん溶液：100 mℓ 調整する（加熱溶解）。

[試　薬]

① モーリッシュ反応

- 5% α-ナフトール・エチルアルコール溶液
- 濃硫酸

② フェーリング反応
- フェーリング試薬

  A：$CuSO_4 \cdot 5H_2O$ 6.93 g を水に溶かして 100 mℓ とする。

  B：酒石酸カリウム・ナトリウム $KNaC_4H_4O_6 \cdot 4H_2O$ 34.6 g と NaOH 10 g を水に溶かして 100 mℓ とし，使用直前に A と B を等量混合する。

③ バーフォード反応
- バーフォード試薬：酢酸銅（$Cu(C_2H_3O_2)_2$）6.65 g を水 100 mℓ に溶かし，氷酢酸 0.9 mℓ を加える。

④ セリワノフ反応
- セリワノフ溶液：レゾルシン 0.05 g を 4 N 塩酸 100 mℓ に溶かす。

⑤ ヨウ素デンプン反応
- 0.01 N ヨウ素溶液：ヨウ化カリウム（KI）3.0 g を 10 mℓ の水に溶かし 0.127 g のヨウ素（I_2）を加えて溶解し，全量を 100 mℓ とする（調整した試薬は褐色ビン保存する）。

[器 具]
- 試験管
- 試験管立て
- 試験管はさみ
- 駒込ピペット
- 水浴

[実験操作]

① モーリッシュ反応（図2・7）

1) 試験管に (a)〜(e) の番号を付け，それぞれの試験管に (a)〜(e) を 2 mℓ 入れる。
2) 5% の α-ナフトール溶液を 2〜3 滴加え混合する。
3) 駒込ピペットで約 2 mℓ の濃硫酸を試験管の内壁にピペットの先端をつけ静かに加え（この時，混合はしないこと），溶液の状態を観察する。試料が糖質であれば，水層と硫酸層との界面に赤紫色の輪が確認できる。

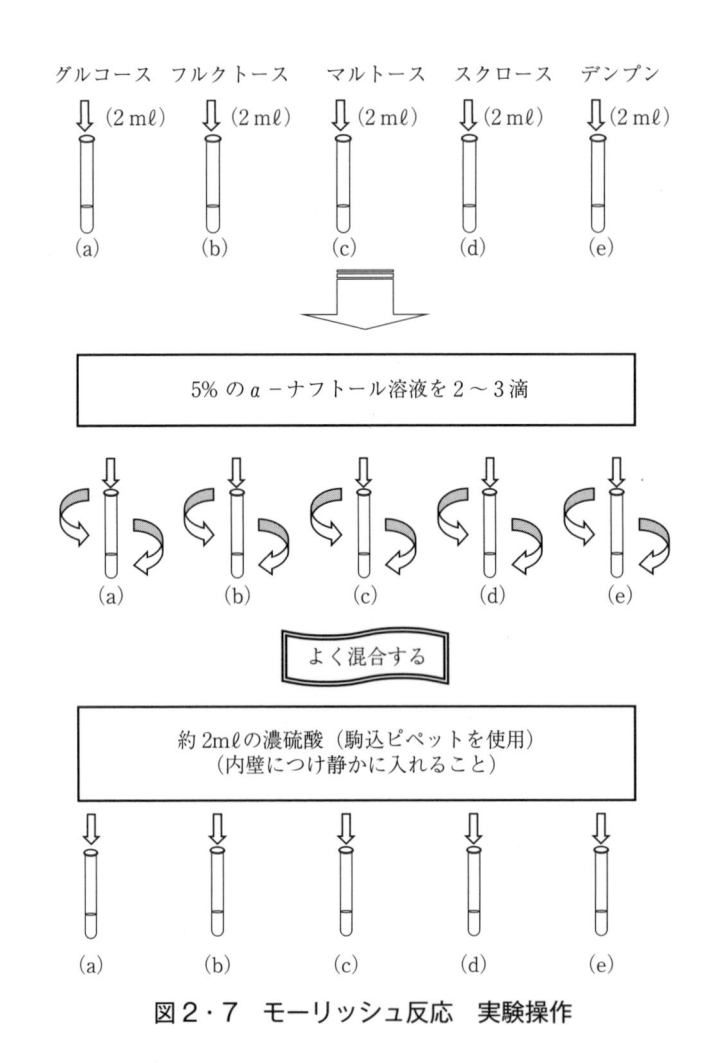

図2・7　モーリッシュ反応　実験操作

② フェーリング反応（図2・8）

1) 試験管に (a)～(e) の番号を付け，それぞれの試験管に (a)～(e) を 2 mℓ 入れる。
2) フェーリング試薬 5 mℓ を加えよく混合する。
3) 沸騰湯浴中で 5 分間加熱し，溶液の状態を観察する。試料が還元糖であれば，試験管の底に赤褐色の沈殿が認められる。

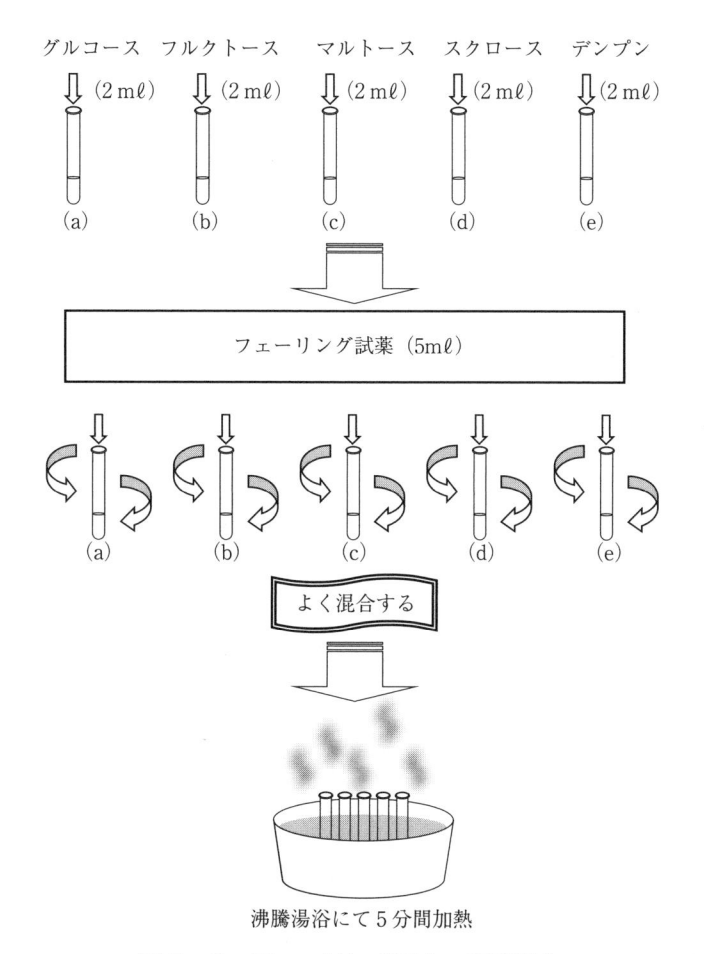

図2・8 フェーリング反応 実験操作

③ バーフォード反応（図2・9）

試験管に (a)〜(e) の番号を付け，それぞれの試験管に (a)〜(e) を 2 mℓ 入れる。

1) バーフォード試薬を 5 mℓ 加え混合する。
2) 沸騰湯浴中で 5 分間加熱し溶液の状態を観察する。試料が単糖類であれば，赤褐色の沈殿が生じる。

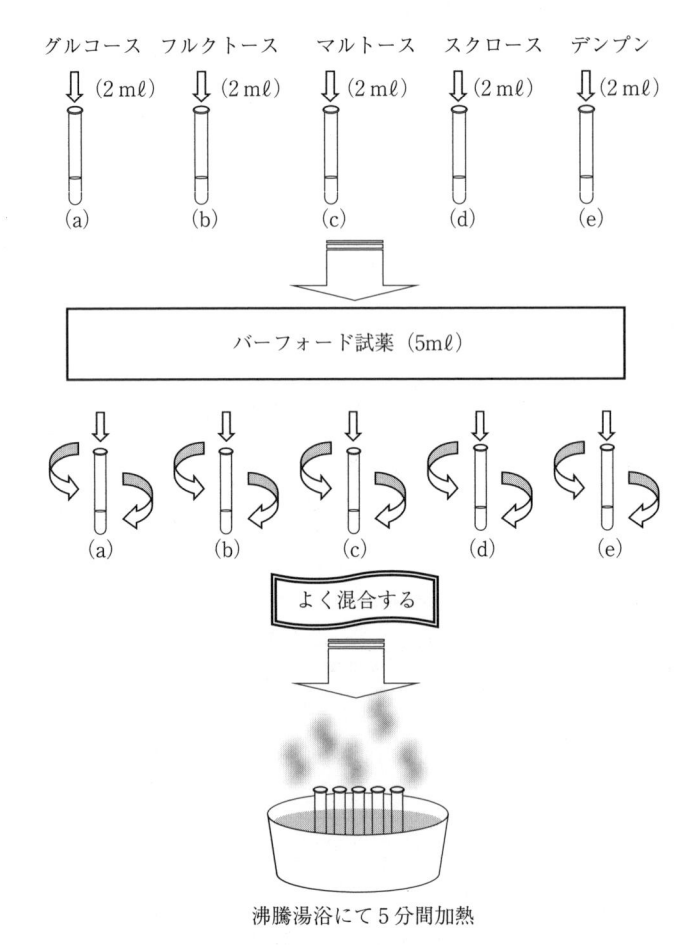

図2・9 バーフォード反応　実験操作

④ セリワノフ反応（図2·10）

1) 試験管に (a)〜(e) の番号を付け，それぞれの試験管に (a)〜(e) を 2 mℓ 入れる。
2) セリワノフ試薬 2 mℓ を加え混合する。
3) 沸騰湯浴中で3分間加熱し溶液の色を観察する。試料がケトースであればピンク色になる。

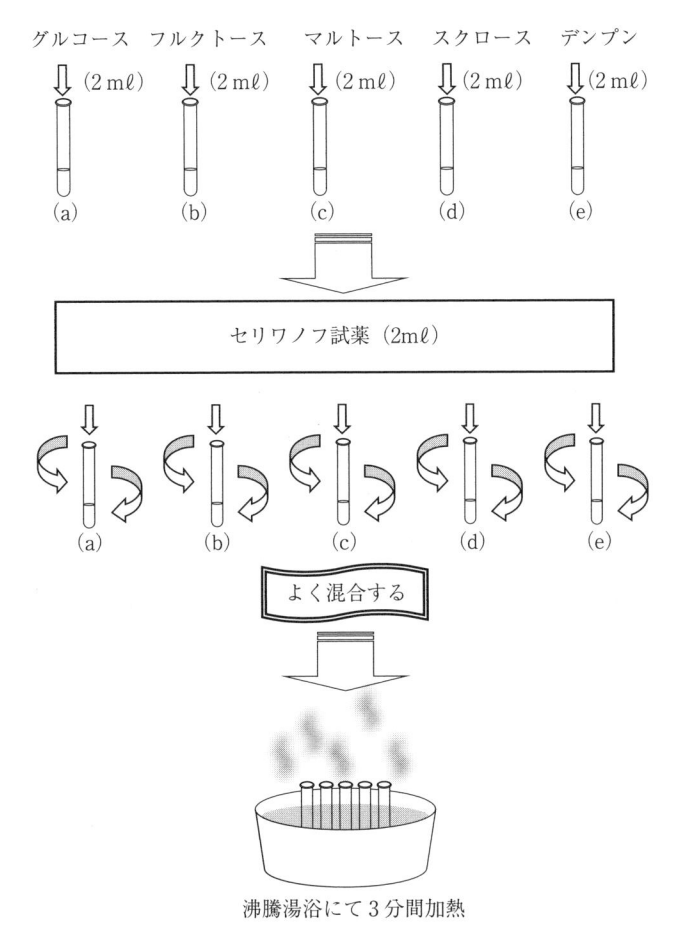

図2·10　セリワノフ反応　実験操作

⑤ **ヨウ素デンプン反応（図2・11）**

1) 試験管に（a）〜（e）の番号を付け，それぞれの試験管に（a）〜（e）を2ml入れる。
2) ヨウ素溶液3〜5滴を加えよく混合し，溶液の色を観察する。試料がデンプンであれば，青紫色に変化する。

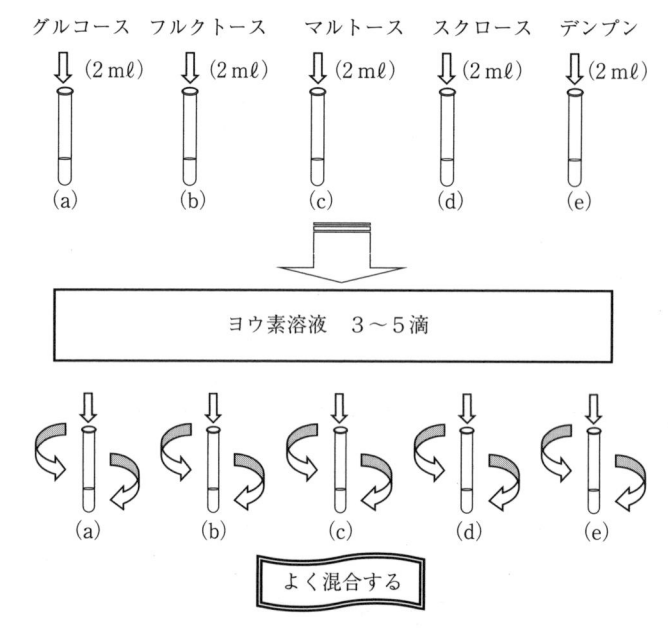

図2・11 ヨウ素デンプン反応　実験操作

[結 果]

各反応の結果を下記のような表を作ってまとめよ。

① モーリッシュ反応（糖類を検出）

	判　定
(a)	
(b)	
(c)	
(d)	
(e)	

② フェーリング反応（還元糖を検出）

	判　定
(a)	
(b)	
(c)	
(d)	
(e)	

③ バーフォード反応（単糖類を検出）

	判　定
(a)	
(b)	
(c)	
(d)	
(e)	

④ セリワノフ反応（ケトースを検出）

	判　定
(a)	
(b)	
(c)	
(d)	
(e)	

⑤ ヨウ素デンプン反応（デンプンを検出）

	判　定
(a)	
(b)	
(c)	
(d)	
(e)	

[考 察]

実際に行った反応について判定結果と糖の構造の違いを関連づけて説明せよ。例えばヨウ素デンプン反応では，どんな糖が反応し，どんな糖が反応しなかったか。化学構造の違いで説明してみよ。

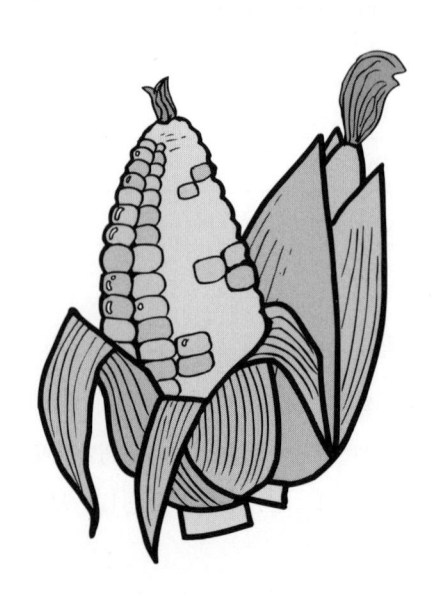

〔メ モ〕

【実習 4】唾液アミラーゼのデンプンへの作用に関する実験 (鈴木康夫)

[目 的]

デンプンに唾液アミラーゼを作用させ，デンプンが分解されていく様子をヨウ素デンプン反応によって確認する。

[原 理]

デンプンはグルコースが直鎖状に並んだアミロースと，ところどころに枝分かれのあるアミロペクチンからなる。例えば，うるち米には，アミロースが 80% ほど含まれており，残りがアミロペクチンである。アミロースはグルコース 6 分子で一巻きするらせん構造を取っていて (図 2・12)，これにヨウ素溶液を加えると，らせんの中にヨウ素分子 (I_2) が取り込まれて青色に呈色する。平均でグルコース分子 25 個に 1 個の割合で枝分かれ構造をもつアミロペクチンは，ヨウ素との結合が弱く赤紫色を呈する。グリコーゲンは，アミロペクチンより枝分かれが多く，グルコース分子 10 個に 1 個程度の割合で枝分かれを持ち赤褐色を示す。

[試 薬]

- 1% デンプン溶液：可溶性デンプン 1 g を沸騰湯浴中で水 100 mℓ に加温溶解する。
- 0.002 N ヨウ素溶液：ヨウ化カリウム (KI) 3.0 g を 10 mℓ の水に溶かし 0.127 g のヨウ素 (I_2) を加えて溶解し，全量を 500 mℓ とする。
- リン酸緩衝液 (pH 7.35～7.65)：簡便のため 2 錠の PBS, Tablets (タカラバイオ株) を水に溶解し，全量を 200 mℓ とする。または，0.2 M のリン酸緩衝液 (pH 7.4) を 200 mℓ 調整する。

[器 具]

- 試験管
- メスピペット
- ビーカー

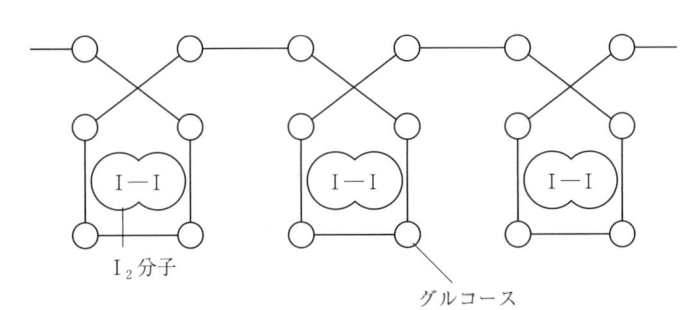

グルコース 6 分子で一回転する鎖構造 6 個で一巻きのグルコースの環に I_2 が入っている。

図 2・12 ヨウ素デンプン反応

[装置]
- ウォーターバス
- 分光光度計

[実験操作]

① **唾液の採取と希釈**
1) 口の中を水ですすぐ。
2) 脱脂綿をくわえて，唾液を脱脂綿にしみこませる。
3) 浸こんだ唾液をビーカーに絞りとる。
4) ビーカーに採取した唾液 0.5 ml と水 4.5 ml を試験管に入れよく混ぜる。

② **本実験の操作**（図 2・13）
1) 試験管に (1)〜(6) の番号を付ける。
2) それぞれの試験管に緩衝液 1 ml，1% デンプン溶液 2 ml を入れ 37℃ の恒温水槽中で 5 分間温める。
3) それぞれの試験管に，希釈した唾液 0.5 ml をいっせいに加えよく混和する。
4) 混和した直後，ただちに 1 の試験管を氷冷し，ヨウ素溶液 3 ml を加え溶液の色を観察する。
5) 混和してから 0.5 分後に 2 の試験管を氷冷し，ヨウ素溶液 3 ml を加え溶液の色を観察する。
6) この後は，一定時間ごと (0.5, 1, 2, 5, 10 分) にヨウ素溶液 3 ml を加え溶液の色を観察する（反応時間は正確にとること）。
7) 吸収スペクトルを測定できる装置があれば 6) の溶液を水で 10 倍に希釈して，400〜650 nm で吸収スペクトルを測定する。

[結果]
唾液を入れた後のインキュベーション時間の違いで，ヨウ素デンプン反応の違いを比較する。

[考察]
今回の実験結果にもとづくアミラーゼの作用の強さ（時間）について測定して，アミラーゼの作用によって起きる実際の食生活における問題点を考えてみよ。

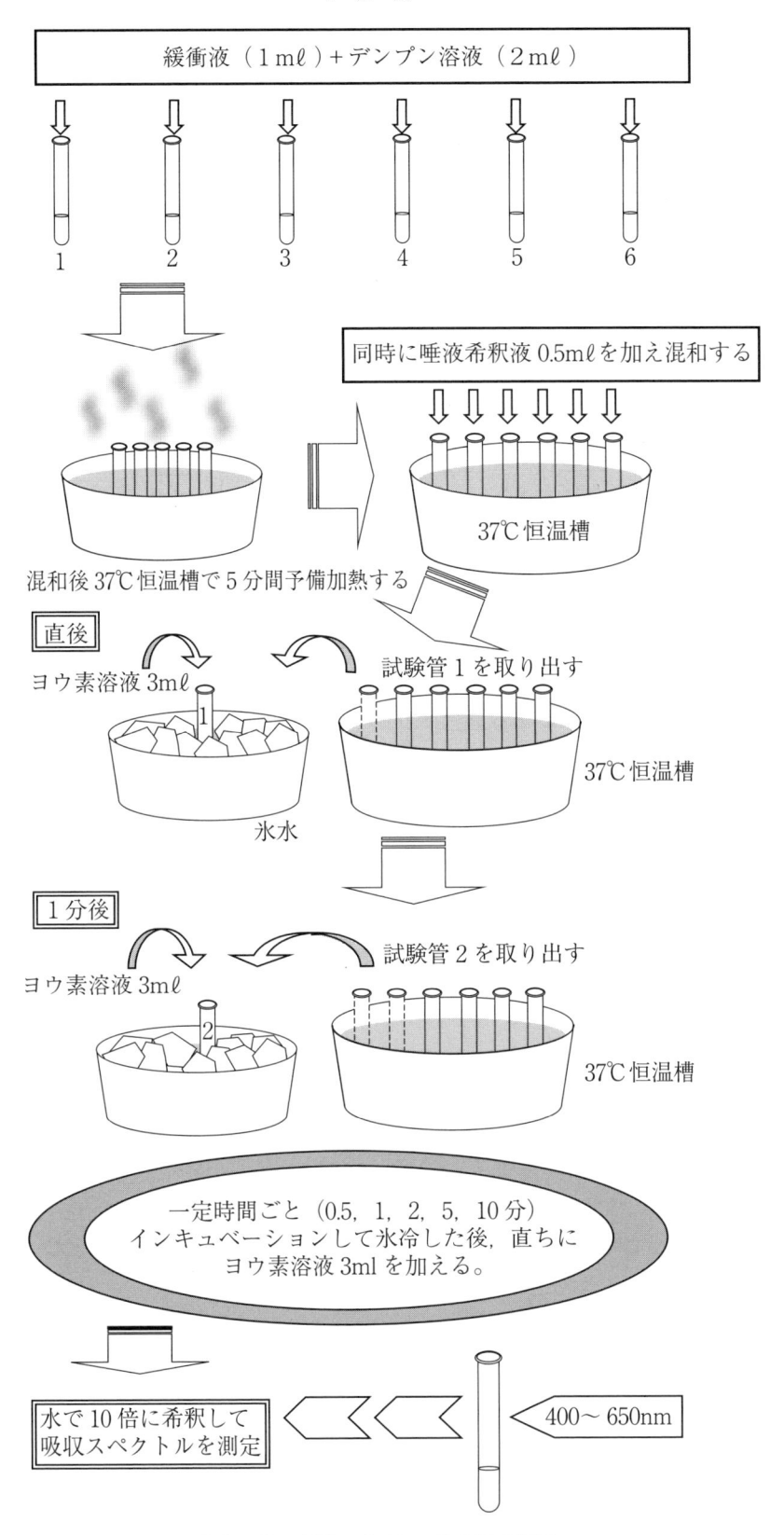

図2・13 だ液アミラーゼの反応操作

3　脂肪酸と脂質

　脂質とは食物や体内中の脂肪や油脂のことで，有機溶媒に可溶な物質の総称であり，多様な物質を含んでいる。食品に含まれる脂質や市販の食用油脂の大部分は，1分子のグリセロールに3分子の脂肪酸がエステル結合したトリグリセリド（トリアシルグリセロールあるいは中性脂肪とも呼ばれる）である（図 2·14）。量的には多くないが，グリセロールに2分子あるいは1分子の脂肪酸が結合したジグリセリドやモノグリセリドも存在する。動物や植物の細胞の細胞膜はリン脂質で構成されていることから，種々のリン脂質もまた食品中に含まれている。また，細胞膜の構成成分として，動物性食品にはコレステロールが，植物性食品には植物ステロールが含まれる。

　摂取された脂肪は体内で燃焼することにより，エネルギーの生成に使われる（脂肪は1gあたり約9 kcal のエネルギーを発生。糖質やタンパク質は1g当たり4 kcal のエネルギーを発生）。残りの脂肪はトリグリセリドとして脂肪組織に貯えられ，主要なエネルギー貯蔵庫となっている。以上のようにトリグリセリドはエネルギー源として重要である。

　トリグリセリドやリン脂質には種々の脂肪酸が結合している。結合しているそれぞれの脂肪酸には重要な生理機能があり，また，ステロールはホルモン合成の前駆体物質などとして利用される。また，食品には多くないが，遊離脂肪酸も存在する。脂肪酸は一般的には直鎖状の炭化水素鎖の末端にカルボキシル基（—COOH）を有する。炭化水素鎖に二重結合をもたないものを飽和脂肪酸，1つ以上のものをモノ不飽和脂肪酸，2つ以上のものを多価不飽和脂肪酸とよぶ。多価不飽和脂肪酸には主にn-3，n-6およびn-9系があり，特にn-3およびn-6多価不飽和脂肪酸には多くの生理作用が知られている。

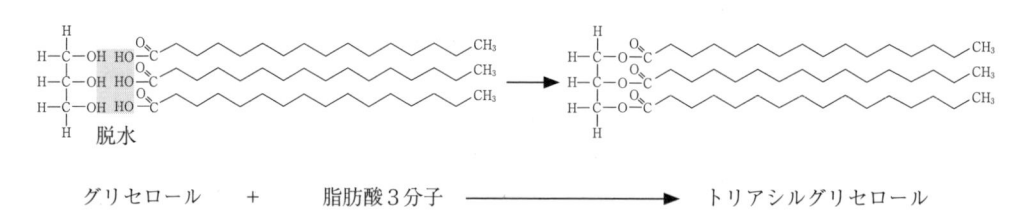

図 2·14　グリセロールと脂肪酸（パルミチン酸）によるトリアシルグリセロールの生合成

【実習 5】　脂質の抽出と分離 （三好規之）

[原　理]

中性脂肪やリン脂質あるいはコレステロールなどの脂質は，水には溶けないがクロロホルムやエーテルなどの有機溶媒には可溶である。本実験では，卵黄に含まれる脂質を有機溶媒で抽出し，それらの種類を薄層クロマトグラフィー（TLC）で調べる。

[試　料]
- 卵

[試　薬]
- アセトン
- エーテル
- ろ紙
- ろうと
- クロロホルム：メタノール 2：1
- クロロホルム：メタノール 1：1
- クロロホルム
- 展開液 1（$CHCl_3$：CH_3OH：H_2O＝65：25：4（リン脂質））
- 展開液 2（ヘキサン：エーテル：酢酸＝80：20：2（中性脂質））
- 検出試薬（ヨウ素）

[器　具]
- 薄層プレート
- キャピラリー
- 展開槽

[実験操作]

1) フローチャート（図 2・15）に従い，卵黄から脂質を抽出する。
2) 抽出した脂質を，キャピラリーを使用して薄層プレートにスポットする。
3) 密閉槽内に展開溶媒を入れ槽内が飽和後プレートを入れる。
   ＞$CHCl_3$：CH_3OH：H_2O＝65：25：4（リン脂質）
   ＞ヘキサン：ジエチルエーテル：酢酸＝80：20：2（中性脂質）

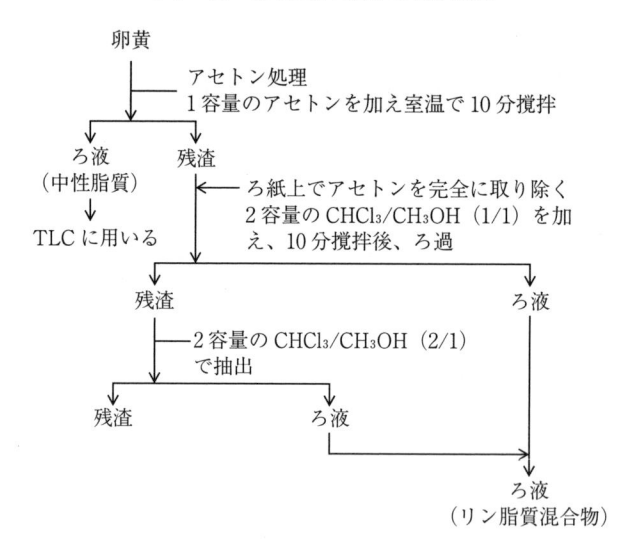

```
卵黄
 │
 │── アセトン処理
 │   1容量のアセトンを加え室温で10分撹拌
 ▼
ろ液        残渣
(中性脂質)    │──── ろ紙上でアセトンを完全に取り除く
 │              2容量の CHCl₃/CH₃OH (1/1) を加
 ▼              え、10分撹拌後、ろ過
TLCに用いる     │
          ┌────┴────┐
          ▼         ▼
         残渣       ろ液
          │── 2容量の CHCl₃/CH₃OH (2/1)
          │   で抽出
       ┌──┴──┐
       ▼     ▼
      残渣   ろ液
             │
             ▼
            ろ液
          (リン脂質混合物)
```

図 2・15 脂質の抽出フローチャート

4) 上端から1~2 cmまで展開後、プレートを取り出し風乾させる。
5) ドラフト内で TLC プレートを乾燥させる。
6) ヨウ素が飽和した展開槽内で検出を行う。

[結　果]

TLC の結果をまとめよ。

[考　察]

1) TLC の原理を説明せよ（物質と溶媒と担体の極性など）
2) 代表的な中性脂質、リン脂質の構造を記せ。

【実習6】脂質のリパーゼによる分解 (三好規之)

[原 理]
　食餌中から摂取されたトリアシルグリセロールは，小腸の腸管内壁で胆汁酸の作用を受け分散・溶解され，さらに膵リパーゼによりモノアシルグリセロールと脂肪酸に分解され吸収される。腸壁に吸収されたモノアシルグリセロールと脂肪酸は，細胞内でトリアシルグリセーロールに再合成され，タンパク質と複合体を形成し，体液循環により周辺組織へ分配される。本実験では，卵黄に含まれる脂質にリパーゼを作用させ脂質の分解を行い，TLC により脂質の分解を確認する。

[試 料]
- 卵黄

[試 薬]
- 50 mM リン酸緩衝液 (pH 7.4)
- 10 mg/mℓ リパーゼ (50 mM リン酸緩衝液 (pH 7.4) に溶解したもの。Wako Lipase – PN # 122 – 02651)
- 反応停止溶媒 (クロロホルム：メタノール＝1：1)
- 脂質標品 (モノグリセリド (MG)，ジグリセリド (DG)，トリグリセリド (TG)，コレステロール (Cho) の四種類の脂質)
- 展開液 (ヘキサン：エーテル：酢酸＝80：20：2)
- 検出試薬 (ヨウ素)

[器 具]
- マイクロピペット
- 試験管
- 薄層プレート
- キャピラリー
- 展開槽

[機 器]
- 恒温槽

[実験操作]

1) 卵黄を1容量のリン酸緩衝液で撹拌・希釈しサンプルとする。
2) 試験管に以下の組成でサンプルを調整する。

番号	卵黄希釈液($\mu\ell$)	緩衝液($\mu\ell$)	リパーゼ($\mu\ell$)	合計($\mu\ell$)
①	100	100	0	200
②	100	0	100	200

3) よく撹拌し，37℃で20分間反応させる。
4) 溶媒（$CHCl_3$：CH_3OH＝1：1）を1mℓ加えて撹拌し反応を停止する。
5) 反応溶液①②，およびコレステロール，モノグリセリド，ジグリセリド，トリグリセリドの標品を薄層プレートにスポットする。
6) 密閉槽内に展開溶媒を入れ，槽内が飽和後プレートを入れる。
   ヘキサン：ジエチルエーテル：酢酸＝80：20：2
7) 上端から1〜2cmまで展開後プレートを取り出し風乾させる。
8) ドラフト内でTLCプレートを乾燥させる。
9) ヨウ素が飽和した展開槽内で検出を行う。

[結　果]

TLCの結果をまとめよ。

[考　察]

リパーゼによるトリアシルグリセロールの分解メカニズムと分解産物について考察せよ。

4 ビタミン

ビタミンとは，生きていくために必要な微量な物質であり，糖質，脂質，タンパク質，無機質以外のものである。化学的な別名を持つ（表 2·2，表 2·3）。生命維持や成長に欠くことができない重要なものであるが，ビタミンの多くは必要量を体内で合成できないため，毎日の食事などから摂取する必要がある。その語源は「vital（生命維持に必要な）amine（アミン；窒素を含む化合物）」であり，摂取の重要性がうかがえる。後にアミンの化合物ではないものもでてきたため，vitamine から vitamin と変更された。ビタミン A から順に付けられていった名称は，後にビタミンの定義に当てはまらないことが分かるなど，消滅したものもあるためにアルファベットは揃っていない。また，ビタミン B に関しては，よく似た性質を持つグループがあることからビタミン B 群とされた。

ビタミンは水に溶ける「水溶性ビタミン」と，油脂に溶ける（水に溶けない）「脂溶性ビタミン」に大きく分けられ，様々な生理作用をもつ（表 2·2，2·3）。

表 2·2 水溶性ビタミンの種類と性質

	ビタミン B_1	ビタミン B_2	ナイアシン ビタミン B_3	パントテン酸
別名	チアミン(サイアミン)	リボフラビン	ニコチン酸	ビタミン B_5
英語表記	thiamin	riboflavin	niacin	pantothenic acid
おもなはたらき	糖質代謝に重要。補酵素としてはたらく。	ビタミン B_2 は，皮膚での炭水化物やたんぱく質の代謝に関与する。甘いもの（糖分）を食べ過ぎると，糖分糖分の分解の為，ビタミン B_2 が消費され，皮脂の分泌量が増加するという。また，ビタミン B_2 の欠乏は，過酸化脂質の増加を来たすという。	生体内では，必須アミノ酸であるトリプトファン（Trp）から合成され，腸内では，腸内細菌から合成されるので，通常欠乏を来たさない。	CoA（コエンザイムA：補酵素A）の構成成分で，脂質，糖質，アミノ酸代謝に重要。
多く含まれる食品	米ぬか（米糠），乾燥酵母（ビール酵母など），豚肉，大豆（枝豆，納豆など），ゴマ，まいたけ，海苔，ウナギなど	レバー，強化米，乾燥酵母，糸引納豆，鶏卵（卵黄），パプリカ，ヤツメウナギ，のりなど	まいたけ，たらこ，鰹節，乾燥酵母，まぐろ，かつお，干し椎茸，落花生など	レバー，干し椎茸，乾燥酵母，鶏心臓，かたくちいわし，卵黄，納豆，茶葉，たらこ，まいたけなど
欠乏症	疲れ易くなったり，脚気，Wernike 脳症（ウェルニッケ脳症）のリスクが高まる。	口唇糜爛（びらん），口角炎，口唇炎，口内炎，舌炎などの症状が現れる。	ニコチン酸が欠乏すると，ペラグラ（pellagra）を呈する。ペラグラは，皮膚炎，下痢，痴呆を3徴候とする。	パントテン酸が欠乏すると，エネルギー生成不全により，成長が停止し皮膚や毛髪に障害がでる。

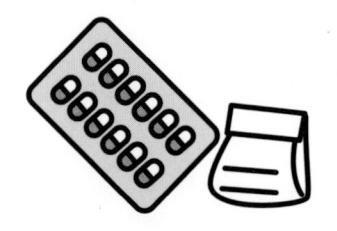

表 2·2 水溶性ビタミンの種類と性質（つづき）

	ビタミン B_6	ビオチン ビタミン B_7, ビタミン H	葉酸 ビタミン B_9, ビタミン M	ビタミン B_{12}	ビタミン C
別名	ピリドキシン		プテロイルグルタミン酸	コバラミン	アスコルビン酸
英語表記	pyridoxine	biotin	folic acid	coblamin	ascorbic acid
おもなはたらき	ピリドキサールリン酸として, AST (GOT) などの補酵素として働き, アミノ酸代謝や, 各種物質代謝に関与する: ビタミン B_6 は, たんぱく質代謝に関与する。	糖質・脂質の代謝に関与する。ビオチン (遊離型ビオチン) は, 主に, 空腸で, 吸収される。母乳中のビオチン量は, 母親の血清中ビオチン量より, 約十倍高い。	抗貧血作用があり, ほうれん草から抽出された。妊娠前から葉酸を投与すると, 二分脊椎などの神経管異常の発生が抑制される。	アミノ酸代謝, たんぱく質・核酸の生合成に関与	鉄の吸収に必要: 鉄は, 2価鉄となって吸収されるが, 鉄を2価鉄の状態で保つのに, ビタミンCが必要。ビタミンCは, ビタミンとして, 壊血病を予防する作用以外に, 抗酸化物質として電子を供与する作用があり, 水溶液中に活性酸素を消去する働きがある。
多く含まれる食品	にんにく, 乾燥酵母, 小麦胚芽, にんにく, 種実類 (ピスタチオなど), まぐろ, かつお, レバー (牛) など	肝臓 (レバー), 胚芽, 豆類, ロイヤルゼリーなど (結合型ビオチンとして含まれている)	ほうれん草, ブロッコリーなどの新鮮な野菜, レバー, 落花生, 海苔, 緑茶葉など	ビタミン B_{12} は, 肉類, レバー, 鶏卵, 魚, 貝など, 動物性食品に多く含まれている。植物性食品には, 含まれていない。	新鮮な野菜, 果物, レバー, 緑茶, 海苔など
欠乏症	ビタミン B_6 が欠乏すると, ペラグラ様皮膚炎 (ペラグラは, ニコチン酸欠乏症候群), 痙攣, 貧血, 高コレステロール血症などがあるが, 普通の食生活では, ビタミン B_6 欠乏になりにくい。	ビオチンの欠乏は, 湿疹, 皮膚の落屑などを呈する。鶏卵の卵白を生食すると, 卵白に含まれるアビジン (avidin) とビオチンが結合して, 生物利用性が低下する。その為, 毎日大量の卵白を摂取すると, ビオチン欠乏が起こりうる。	巨赤芽球性貧血 (megaloblastic anemia), 舌炎, うつ病などを呈する。	ビタミン B_{12} が欠乏すると, 悪性貧血 (pernicious amenia: 巨赤芽球性, 大赤血球性の貧血に, 知覚異常, しびれ感などの神経症状を伴う) を呈する。ビタミン B_{12} 欠乏は, 内因子欠損が原因の場合が多い。	ビタミンCが欠乏すると, 壊血病, 皮下出血, 易感染などをていする。

表 2・3 脂溶性ビタミンの種類と性質

	ビタミンA（レチノイド）			ビタミンD	ビタミンE	ビタミンK		
						K1	K2	K3
別名	レチノール	レチノイン酸	カロテン	カルシフェロール	トコフェノール	フィロキノン	メナキノン	メナジオン
英語表記	retinol	retinoic acid	arotene	calciferol	tocophenol	phylliquinone	menaquinone	menadione
おもなはたらき	網膜中で光を感じるロドプシンの主成分。	上皮細胞保護，粘膜の形成や機能維持にはたらく。	抗酸化作用をもつ。	食品から摂取したビタミンDは肝臓・腎臓で活性化されて初めて機能を発揮する。カルシウムの吸収，再吸収を促進し，骨や歯のカルシウム沈着に働く。また骨から血液中へのカルシウムの溶出を調節	抗酸化作用をもつ。脂質の酸化防止，動脈硬化予防，筋肉の萎縮防止に関与。	ビタミンKは，肝臓での血液凝固因子（プロトロンビンなど）の生成に必要。腸内細菌により，合成される。微生物のつくるビタミンKは，骨代謝にも関与する。		
多く含まれる食品	レバー（鶏，豚，あんこう，牛），魚の内臓，うなぎ，ほたるいか，ぎんだら，あなご，鶏心臓，卵黄など		緑黄色野菜（にんじん，かぼちゃ，ほうれん草など），海苔，緑茶葉など	魚類（マグロ，カツオ，サバ，ブリ，サンマ，イワシ，サケ，シラス干し，メザシ等），きくらげ，レバー，乳製品，卵黄など。キノコなどの菌類は，エルゴステロール（プロビタミンD_2）を含んでいて，紫外線により還元されると，エルゴカルシフェロール（ビタミンD_2），さらには，コレカルシフェロール（ビタミンD_3）となる。	植物油（なたね油，ひまわり油，コーン油等），種実類（アーモンドなど），緑茶葉，小麦胚芽など	茶葉，緑黄色野菜，納豆（ビタミンK_2），鶏卵，肉類，魚介類，海藻類（あまのり，ひじき，わかめなど）など		
欠乏症	弱い光を感じにくく，暗順応が低下する（夜盲症）。	皮膚や粘膜の角質化や，免疫力の低下が起こりうる。	肺がんの発がん率が高まることが見出されている。	発育期に不足すると，骨格の発育に影響する。くる病，骨粗鬆症のリスクが高まる。	免疫機能が低下する。また，動物実験では，不妊，筋萎縮などを呈する。	血液中のプロトロンビンが減少し，血液の凝固作用が弱まる。吸収に胆汁を要するので，胆道閉鎖，肝不全などでも，欠乏する。新生児は腸内細菌による合成が不十分なことや，母乳中のビタミンK不足により，頭蓋内出血など重篤な疾患を引き起こす恐れがあるため，ビタミンK_2シロップがあたえられる。		

水溶性ビタミンは体内にほとんど貯蔵されないため，常に食事などで摂取する必要がある。脂溶性

ビタミンは食物中の脂質と一緒に腸から吸収され，主として肝臓に貯蔵される。

　ビタミンは，主に補酵素（酵素に結合し，酵素反応を助ける役割）として，三大栄養素の代謝に対して，微量にも関わらず重要な役割を果たす。他にも抗酸化作用をもつことが知られており，水溶性のビタミンCは体液中における酸化物質（活性酸素など）を除去したり，脂溶性のビタミンEは細胞膜中で酸化防止作用を発揮したりすることが分かっている。このように，体内で重要なはたらきをしているため毎日摂取する必要があるビタミンについて，食品中にどのくらい含まれているか，また，調理過程（洗浄，加熱など）においてどのくらい損失するのかを実験によって知ることができる。

　実験には定性分析と定量分析があり，定性分析とは目的物質の成分物質を調べ，特定の元素・物質が含まれているかどうかを知る目的で行う化学分析のことであり，定量分析とは，物理的あるいは化学的手段によって，目的物質を構成している各成分の質量・質量比・物理量などを，数値として求める化学分析のことである。

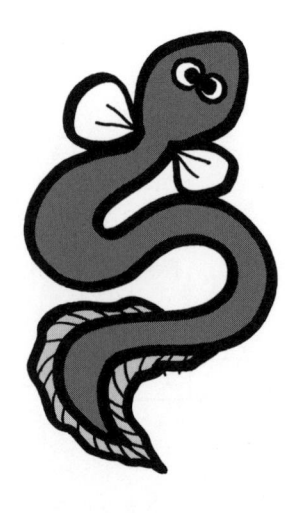

【実習 7】ビタミン C の定性（小山ゆう）

[目 的]

定性反応によりその特性を理解する。ビタミン C により，ヨウ素溶液が無色化する性質を利用して，食品にビタミン C が含まれることを確認する。

[原 理]

ヨウ素溶液の茶色はヨウ素の色であるが，ヨウ素はビタミン C（還元型 L-アルコルビン酸）と反応することによって，ヨウ化物イオンに変化する（下式）。この反応によって溶液は無色化する。調べたい食品（サンプル）にビタミン C が含まれていれば，ヨウ素溶液に添加することにより色の変化が起こるはずである。アスコルビン酸（ビタミン C）は水素を失うことにより，酸化型アスコルビン酸となり，ヨウ素は水素を受け取ることによりヨウ化物となる。

$$C_6H_8O_6 \;+\; I_2 \;\longrightarrow\; C_6H_6O_6 \;+\; 2\,HI$$
（アスコルビン酸）（ヨウ素）　　（酸化型アスコルビン酸）（ヨウ化物）

[試 料]

a. 市販のビタミン C 錠剤（サプリメント）を水で溶かしたもの
b. ビタミン C 含有飲料
c. おろし金ですりおろし，ガーゼなどで絞った野菜や果物の絞り汁

a については，不溶物がみられるようであればろ過するとよい。

[試 薬]

- 10×ヨウ素溶液の調製（ヨウ素は水に溶けにくいので，ヨウ化カリウム溶液に溶かす）KI（ヨウ化カリウム）2 g を 50 mℓ 程度の水に溶かし，これにヨウ素 0.6 g を加え 100 mℓ にメスアップする。

-試薬の濃度について-

KI：分子量 166

　KI 166 g を 1 ℓ の溶液に溶かした時＝1 mol/ℓ＝1 M

　KI 2 g が 100 mℓ の溶液に溶けている場合は何 M になるだろうか。

166 g/ℓ＝16.6 g/100 mℓ＝1 M なので，2 g/100 mℓ では 2/16.6 ＝ 0.12 で，約 0.1 M の KI 溶液ということになる。

ヨウ素：分子量 127

KI と同様に計算すると 0.6 g のヨウ素が 100 mℓ の液体に溶けている場合は何 M になるか求めてみよう（答え：約 0.05 M）。

[実験操作]

1) 10×※ヨウ素溶液※※を希釈する（必要な量の 1/10 量をビーカーに入れ，9/10 量の純水とよく混和する）。
2) 試験管に希釈したヨウ素溶液を 5 mℓ ずつ入れる。
3) うち 1 本にブランクとして水を，他の試験管に a, b をそれぞれ加え，その他の試験管に c のサンプルを駒込ピペットなどで 1 滴ずつ加えて観察する。

[結果と発展]

サンプルにビタミン C が含まれていれば，ヨウ素溶液の色に変化が現れるはずである。水を加えても変化は起こらない。ヨウ素をヨウ化物に還元する力が強いほど，少量のサンプルでヨウ素溶液が無色透明に変化する。ヨウ素溶液の濃度が濃すぎると，ヨウ素の色が消失するまでに多量の試料が必要になる場合があるが，ビタミン C サプリメントは非常に還元力が強い（ビタミン C 量が多い）ため，10×ヨウ素溶液の原液を実験に用いても簡単に色が消失する（図 2・16，口絵 2）。

ビタミン C 含有飲料，または食品に表示どおりのビタミン C が含まれているか否かは，次の定量実験において確かめることができる。

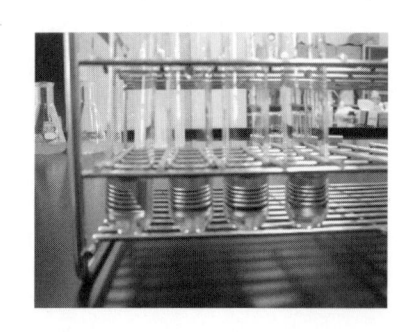

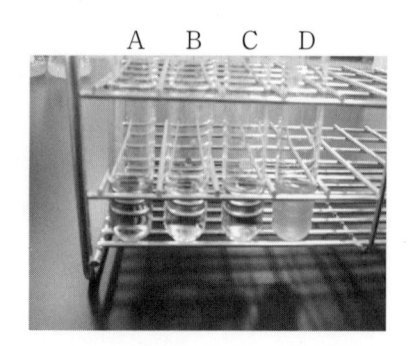

図 2・16 ビタミン C とヨウ素の反応（口絵 2 を参照）

[考　察]

実験結果から口絵 2（図 2・16）の A, B, C, D がブランク（水を加えたもの），a, b, c のいずれに相当するか考えてみよ。

※10×とは 10 倍濃度の意味である。実際に使用する時には 10 倍に希釈する。
※※定性実験に使用するヨウ素溶液は市販のうがい薬（ヨード含有）で代用することも可能。

【実習8】ビタミンC（還元型 L-アスコルビン酸）の定量
―インドフェノール滴定法― （小山ゆう）

[目 的]

ビタミンCは強い還元力を有するため，有色のインドフェノールを還元して，無色のロイコインドフェノールを生成する。この反応を利用して滴定法により，還元型ビタミンCを定量する。

[原 理]

ビタミンCは非常に酸化されやすい性質をもつため，空気中の酸素や水中の酸素に容易に酸化される。特に中性，アルカリ性においては著しいが，酸性溶液中では比較的安定のため，食品中のビタミンCを定量する場合は，メタリン酸溶液を用いて試料抽出溶液とする。還元型アスコルビン酸の定量分析は，酸化還元滴定により行える。この方法は，2,6-ジクロロフェノールインドフェノールが酸性溶液中で酸化型は紅色，還元型は無色であるという性質を利用して行うものである。2,6-ジクロロフェノールインドフェノールに還元型ビタミンC（試料溶液）を滴下して，2,6-ジクロロフェノールインドフェノールを酸化型から還元型に変化させ（この時，アスコルビン酸自らは酸化され，酸化型アスコルビン酸に変化する），色の変化で終点を知る。また，別に濃度既知の還元型ビタミンCで2,6-ジクロロフェノールインドフェノールを滴定し，これらの比から，試料中の還元型ビタミンCの量を求める。

[試 料]

- ビタミンC液

1) 試料が野菜や果物の場合，すりおろす，あるいは果汁を絞り，5gをビーカー（100 mℓ）に採取し，5%メタリン酸溶液40 mℓ加えてよく混合した後，ろ過する。
2) ろ液は100 mℓのメスフラスコで受ける。
3) ろ紙の上から純水を流し，ろ紙中の残渣からビタミンCを完全に抽出し，純水で100 mℓにメスアップする。

[試 薬]

- 5%（w/v）メタリン酸溶液：50 gのメタリン酸（HPO_3）を水で1ℓにメスアップ（定容）する（水 約950 mℓ）冷蔵保存。
- 2%（w/v）メタリン酸溶液：20 gのメタリン酸（HPO_3）を水で1ℓにメスアップする（水 約980 mℓ）冷蔵保存。
- 6%（w/v）ヨウ化カリウム溶液：ヨウ化カリウム（KI）結晶6 gを純水に溶解して100 mℓにメスアップする（褐色ビンに保存）。

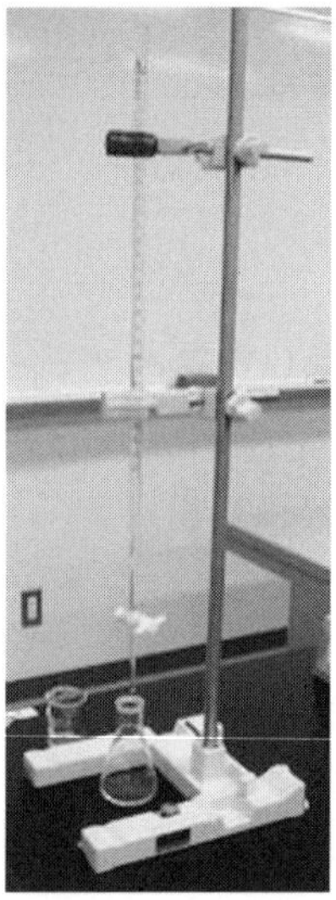

図 2·17 ビュレットとビュレットスタンド

- 1% デンプン溶液：可溶性デンプン 1 g を純水約 20 mℓ に加えて懸濁し，お湯を約 60 mℓ 加えて溶解する．これを純水で 100 mℓ にメスアップする．
- ヨウ素酸カリウム標準溶液（1/6000 M）：ヨウ素酸カリウム 0.357 g を純水に溶解し，100 mℓ にメスアップする（この時点で 1/60 M）．使用時に純水で 100 倍に希釈する（0.1 mℓ に対し純水 9.9 mℓ）．
- 2,6-ジクロロフェノールインドフェノール溶液：2,6-ジクロロフェノールインドフェノールナトリウム塩 10 mg を純水 500 mℓ に溶解し，ろ過する．
- アスコルビン酸標準溶液：L-アスコルビン酸 4 mg を 2% メタリン酸溶液 100 mℓ に溶解する．

[器　具]

- ビュレット（図 2·17）
- コニカルビーカーまたは三角フラスコ　容量 50 mℓ〜100 mℓ
- 三角ロート
- ホールピペット容量 5(mℓ) またはマイクロピペット

[実験操作]（図 2·18）

① アスコルビン酸溶液の標定

1) アスコルビン酸標準溶液 5 mℓ を容量 50 mℓ の三角フラスコに採取する．
2) ヨウ化カリウム溶液 0.5 mℓ，デンプン溶液 5 滴を加える．
3) ヨウ素酸カリウム標準溶液で滴定[※1〜3]を行う．
4) 青色になった点を終点とする（ヨウ素酸カリウム標準溶液を何 mℓ 使ったか）．

② 2,6-ジクロロフェノールインドフェノール溶液の検定

1) インドフェノール溶液*4 5 mℓ を容量 50 mℓ の三角フラスコに採取する。
2) アスコルビン酸溶液で滴定を行う。
3) 紅色が消失した点を終点とする（アスコルビン酸溶液を何 mℓ 使ったか）。

③ ビタミン C の定量

1) インドフェノール溶液 5 mℓ を容量 50 mℓ の三角フラスコに採取する。
2) 試料溶液で滴定を行う。
3) 紅色が消失した点を終点とする（試料溶液を何 mℓ 使ったか）。

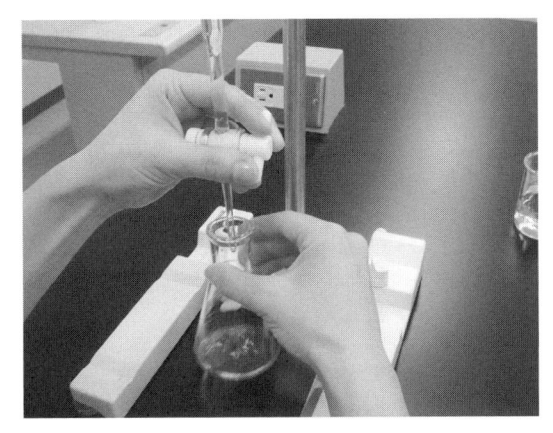

図 2·18　ビュレットの操作

[計　算]
① アスコルビン酸溶液の標定

　1/6000 M ヨウ素酸カリウム標準溶液の平均滴定値を A mℓ とすると，アスコルビン酸標準溶液濃度 B（mg%：mg/100 mℓ）は次の式から求めることができる（1/6000 M ヨウ素ヨウ化カリウム溶液 1 mℓ は 0.088 mg のアスコルビン酸に相当する）。

※1　滴定の準備
　①　ビュレットに三角ロートを用いてヨウ素化カリウム標準液を入れる。
　②　コックを開けてビュレットの先端まで標準液を満たす（コックを全開にして勢いよく標準液を出すことでビュレット内の空気を追い出す）。
　③　コックを閉じてビュレットスタンドにビュレットを垂直に固定する。
※2　滴定は，左手でビュレットの栓を操作し，ビュレットから少量ずつ（色が変わり始めたら一滴ずつ）ヨウ素酸カリウム標準溶液を落としながら，右手でフラスコをまわしながら混和していく（図 2·18）。
※3　滴定は，操作誤差が起こりやすいため，3 回程度同じことを行い，平均値をとるとよい。
※4　インドフェノール溶液自体は中性のため青いが，メタリン酸に溶けているアスコルビン酸を少量加えると溶液が酸性になり紅色になる。この紅色が消えたところを終点とする。

アスコルビン酸標準溶液濃度 B（mg%）＝ A × 1/5 × 8.8

② 2,6-ジクロロフェノールインドフェノール溶液の検定

アスコルビン酸標準溶液の平均滴定値を C（mℓ）とすると，インドフェノール溶液 1 mℓ に対するアスコルビン酸量（mg）は次の式から求めることができる。

インドフェノール溶液 1 mℓ に対するアスコルビン酸量（mg）
　＝ C/5 × B × 1/100

③ 試料に含まれる還元型アスコルビン酸の量

試料溶液の平均滴定値を D（mℓ）とすると，試料に含まれる還元型アスコルビン酸量（mg/100 g）は次の式から求めることができる。

試料に含まれる還元型アスコルビン酸量（mg/100 g）
$$= B \times \frac{C}{D} \times \frac{100}{試料重量}$$

［結果と発展］

　酸性下で紅色（中性，アルカリ性下では青色）を呈するインドフェノールに，還元型ビタミン C（アスコルビン酸）を添加すると色が消失する。これは酸化還元反応により，水素が移動することによるものである。反応溶液中で，ビタミン C は水素を失い，インドフェノールは水素を得てロイコインドフェノールへと変化するため色が消失する。

　ビタミン C には還元型と酸化型が存在し，ヒトにおける生物効果は同等であるとされ，食品成分表では酸化型，還元型を含むすべてのビタミン C（総ビタミン C）を測定しビタミン C 量としている。したがって，インドフェノール法で出た値と食品成分表の値が異なる場合，実験操作に不備がなければ，その試料には酸化型ビタミン C の存在があることも考えられる。

［考　察］

　実際の実験結果と，食品表示（食品成分分析表の値）とくらべてビタミン C 量の一致（不一致）の理由を考えよ。

【実習 9】ビタミン C（アスコルビン酸）総量の定量
―ヒドラジン法―（小山ゆう）

[目 的]
ヒトにおいて同等の生物活性を示すアスコルビン酸と，デヒドロアスコルビン酸の両方を総ビタミン C として定量する。ヒドラジン法は，SH 基をもつ化合物の影響を受けないという利点がある。

[原 理]
試料中のアスコルビン酸をインドフェノールにより酸化させ，すべてデヒドロアスコルビン酸に変え，さらに 2, 3-ジケトグロン酸へ不可逆的に変化させ，2, 4-ジニトロフェニルヒドラジンと反応して生じる赤色のオサゾンを比色するというものである。

- 脱水のため硫酸を用いるため，操作時から測定まで注意が必要である。

[試 料]
標準溶液に近い濃度にするため，試料を希釈調製する。

- ビタミン C 含有飲料：オロナミン C の場合は 1 g を正確に量り（正確でないと定量の意味がない），5% メタリン酸溶液で 100 ml にメスアップする。ポカリスエットの場合は 4 g を正確に量り，5% メタリン酸溶液で 100 ml にメスアップする。
- 野菜・果物：すりおろすか，絞り，ろ過する。ろ過した試料 4 g を正確に量り，5% メタリン酸溶液で 100 ml にメスアップする。

[試 薬]
- 5%（w/v）メタリン酸溶液：50 g のメタリン酸（HPO_3）を水で 1 l にメスアップする（水約 950 ml）。ただし w：weight（重量），v：volume（容量）のことである。
- 2% チオ尿素/メタリン酸溶液：チオ尿素 4 g を 5% メタリン溶液 200 ml に溶かす。
- 0.03% DCP（ジクロロフェノールインドフェノールナトリウム）溶液：インドフェノール（2, 6-ジクロロフェノールインドフェノールナトリウム）30 mg を 100 ml の温水に溶かしろ過する（冷蔵保存）。
- 2% ジニトロフェニルヒドラジン（DNP）溶液：2, 4-ジニトロフェニルヒドラジン 2 g を 9 N 硫酸 100 ml に溶かす（冷蔵保存）。
- 85% 硫酸（v/v）：水 100 ml を氷冷し，濃硫酸 900 ml を徐々に加えて溶解する。
- アスコルビン酸標準溶液：アスコルビン酸 100 mg を正確に量り（正確でないと定量の意味がない），5% メタリン酸に溶かし，メスフラスコで 100 ml にメスアップする（濃度 1 mg/ml の

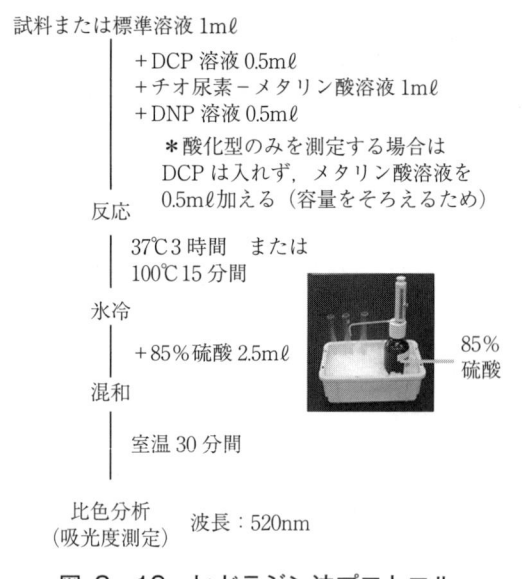

```
試料または標準溶液 1mℓ
  │ +DCP 溶液 0.5mℓ
  │ +チオ尿素－メタリン酸溶液 1mℓ
  │ +DNP 溶液 0.5mℓ
  │   *酸化型のみを測定する場合は
  │    DCP は入れず，メタリン酸溶液を
  │    0.5mℓ加える（容量をそろえるため）
反応
  │ 37℃ 3 時間　または
  │ 100℃ 15 分間
氷冷
  │ +85% 硫酸 2.5mℓ              85%硫酸
混和
  │ 室温 30 分間

比色分析      波長：520nm
（吸光度測定）
```

図 2・19　ヒドラジン法プロトコル

アスコルビン酸）。この溶液を 2 mℓ とり，5% メタリン酸で 100 mℓ にメスアップする（濃度 20 μg/mℓ のアスコルビン酸）。これを標準溶液とする。

[実験操作]

1) 試料溶液または標準溶液を 1 mℓ ずつホールピペットで試験管に採取する。

2) 1) の試験管に DCP 溶液 0.5 mℓ，チオ尿素-メタリン酸溶液 1 mℓ，DNP 溶液 0.5 mℓ を入れ，よく混和する。

3) ビー玉で試験管に蓋をし，ウォーターバス 37℃ で 3 時間もしくは 100℃ で 15 分間反応させる。

4) 反応後，氷水中で十分に冷却し，その冷却状態のまま 2.5 mℓ の 85% 硫酸を徐々に加えてよく混和する。

5) 室温で 30 分間放置する。

6) 分光光度計で，520 nm の波長の吸光度を測定する。

4) 以降は濃硫酸を扱うことになるため，測定時にも注意する。

図 2・19 ヒドラジン法プロトコルを参照せよ!!

[計　算]

標準溶液の吸光度：20(μg/mℓ)＝試料溶液の吸光度：x

$$x = \frac{標準溶液の吸光度}{試料溶液の吸光度} \times 20$$

xの値は希釈した試料のビタミンＣ濃度なので，その値にさらに希釈倍率をかけて試料の濃度を計算する．

オロナミンＣ：100 mℓ中に1 gなので100倍希釈（100/1）…xに100をかける．

ポカリスエット，試料：100 mℓ中に4 gなので25倍希釈（100/4）…xに25をかける．

[結果と発展]

試料をインドフェノールにより酸化させ，試料中のすべてのビタミンＣを酸化型ビタミンＣにして測定するこの方法により，総ビタミンＣが定量できる．飲料にはビタミンＣ量が表示されているであろうし，食品成分表には100 g当たりのビタミンＣ量が記載されているので，比較してみるとよい．操作の仕方でばらつきが生じることもある．一方で，インドフェノールを作用させずに進めると，デヒドロアスコルビン酸のみが定量できる．この方法でビタミンＣを加熱した場合に，還元型か酸化型になっているのか知ることができる．もし酸化型になっていれば，加熱していないものに比較して値が高くなるであろうし，値が変化せずに（酸化型ビタミンＣ量に変化がない），それでも加熱により還元作用が失われているのであれば（定性実験で簡単に確認できる），ビタミンＣそのものが分解していると推測される．調理中におこりうる反応を推測するのもおもしろい．

[考　察]

実際の実験結果と食品表示（食品成分表の値）とくらべてビタミン量の一致（不一致）の理由を考えよ．

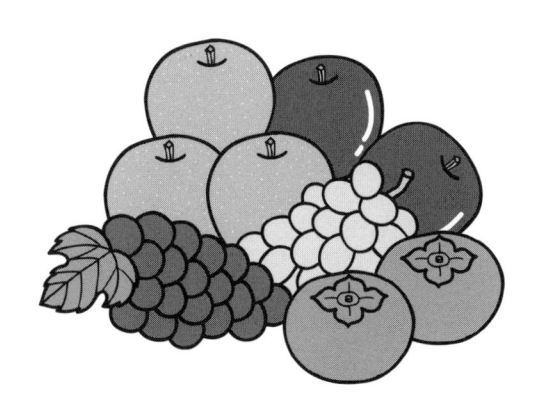

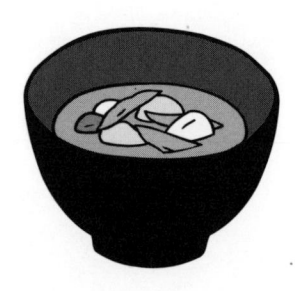

〔メモ〕

5 ミネラル（無機質）

　ミネラル（無機質）とは，どのような物質だろうか。

　無機質は，生体を構成している元素の中でも，生体の主要元素である，炭素，酸素，水素，窒素を除いた元素の総称で，体重の4％を占めている。無機質の中でも，カルシウム，イオウ，リン，ナトリウム，カリウム，塩素，マグネシウムは，無機質の大半をしめる（99％以上）ため主要無機質（多量ミネラル）といい，全体でも0.5％に満たない鉄，亜鉛，銅，ヨウ素などを微量元素（微量ミネラル）という。無機質の一部は，電解質（血液，体液中で電離し，イオンとして存在することができる物質）といわれ，輸液などにも用いられている。これら無機質は，体内で合成することができないため食物よりとる必要がある。

　体内での無機質は，体の構成成分や生理機能の調節といった機能をもつ。

1. 体の構成成分

    骨や歯の構成成分となる。

    タンパク質，核酸，細胞，血液などの成分となる。

2. 生理機能の調節

    浸透圧の調節，浸透圧の平衡を維持する。

    神経や筋肉の機能を正常に維持する。

    酸/塩基の平衡（pH）の調節を行う。

『カルシウム（Ca）』

　カルシウムの約99％は，歯と骨に存在しており，残りの1％は電解質として筋肉や血しょう中に存在し，神経系の働きや筋肉の収縮など生体において重要な働きを担っている。腸管から吸収されたカルシウムは，血液にのって体の各組織に運ばれていく。特に骨はカルシウムの貯蔵庫としても機能しており，血液中のカルシウム濃度が一定量となるように骨に蓄えられたカルシウムが補われている。

　カルシウムの不足は，くる病，骨軟化症，骨粗鬆症などの骨疾患がある。逆に，カルシウムの過剰摂取は，腎結石，軟骨組織石灰化症などがある。

『リン（P）』

　リンは，生体において，カルシウムの次に多い無機質である。リンの大部分は，カルシウムとともに存在して，骨や歯の形成に関与している。残りのリンは，細胞膜の構成成分であるリン脂質や核酸などの材料で，生体の様々な機能に関与している。多くの食品にリンが含まれているため，不足することは少なく，逆に加工食品にリン酸塩が多く使われていることから過剰摂取に注意する必要がある。

『ナトリウム (Na)』

　体内のナトリウムの大部分は，細胞外に遊離したイオンとして50％存在し，残りは骨に炭酸水素ナトリウム・リン酸ナトリウム，さらに細胞内に遊離のナトリウムとして存在している。ナトリウムは，浸透圧の維持，pHの調節，細胞内外の電位差の維持などの働きに関与している。激しい下痢などにより多量のナトリウムが喪失されると，食欲不振や吐き気などを起こす。

　日本の食事においては，食塩，みそ，しょうゆ，加工食品などからナトリウムを摂取する機会が多く，さらにナトリウムの摂取量と高血圧や胃がん発症の関連性が示されていることから，日々減塩に心がける必要がある。

『カリウム (K)』

　カリウムは，ナトリウムとともに細胞の浸透圧を維持するために必要な無機質で，その大部分は，イオンとして細胞内に存在している（98％）。カリウムは浸透圧の維持の他にも，pHの調節，酵素の活性化，筋肉の収縮などにおいて関与している。カリウムは，通常の食生活では欠乏症や過剰症は見られないが，長期間の利尿剤の使用や糖尿病や腎疾患による尿からのカリウムの喪失で欠乏症が見られることがある。

『マグネシウム (Mg)』

　マグネシウムの大部分は，骨（60％）に存在している。残り（40％）は，筋肉や臓器，血液などに存在して，タンパク質や核酸の合成・代謝に関与し，体内でおこる酵素反応の活性化に関与している。マグネシウムが欠乏すると，骨中のマグネシウムが遊離し，不足したマグネシウムを補おうとする。しかし，マグネシウムの長期的な欠乏は，神経過敏症，骨形成阻害，高血圧，虚血性心疾患を引き起こすことが知られている。

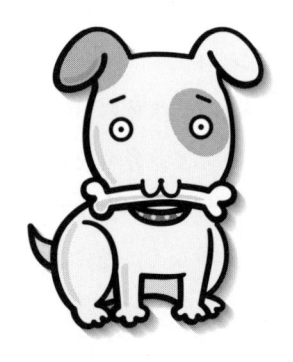

【実習 10】硬度の測定（早川清雄）

日常飲んでいる「水」。水は，体重の 50〜60% を占め，生体にとってなくてはならない「溶媒」である。多くの場合，われわれは水に溶けている無機質を摂取している。

最近，多くのペットボトルの水をスーパーで手にすることができるが，これら「水」は何が違うのか？　見た目は同じだがラベルをよく観察すると「硬度」が異なっていることに気づく。硬度とは，カルシウム塩やマグネシウム塩などの無機質が溶けている量を示している。

[目　的]

この実験においては，水に含まれるカルシウムやマグネシウムを滴定し全硬度（$Ca^{2+}+Mg^{2+}$）を測定し，さらに Ca 硬度を測定することで水に含まれるマグネシウム量を計算する。

[原　理]

EDTA（エチレンジアミン四酢酸）は，多くの金属イオンときわめて安定な金属キレート化合物をつくる（キレート化合物とは，2 個以上の配位原子をもつ配位子が環を形成して中心金属に結合した錯体のことをいう。このとき EDTA と金属イオンが結合するモル比は 1：1 である）。この錯体の形成を利用して滴定を行う錯滴定の 1 つをキレート滴定という。

この実験において，EDTA は水に溶けないため，ナトリウム塩の EDTA・2 Na を用いる。

[試　料]

- 水（水道水，ミネラルウォーターなど重金属が含まれていない水）

[試　薬]

- 緩衝液の作製

  pH 12：NaOH　10 g，200 mℓ メスフラスコに入れ純水を加える。pH 10：塩化アンモニウム（NH_4Cl）14 g と濃アンモニア水（NH_3）114 g を 200 mℓ メスフラスコに入れ純水を加える。

- 0.01 M EDTA 溶液（EDTA・2 Na 0.74 g − 純水 200 mℓ）

- NN 指示薬：2-ヒドロキシ-1-(2′-ヒドロキシ-4′-スルホ-1′-ナフチルアゾ)-3-ナフトエ酸（$C_{21}H_{14}O_7N_2S$）0.1 g と無水硫酸カリウム（K_2SO_4）10 g を乳鉢ですりつぶして粉末とする。

- EBT 指示薬：エリオクロムブラック T 0.5 g と塩化ヒドロキシルアンモニウム 4.5 g をエタノール 100 mℓ に溶かす。

- 5% 硫化ナトリウム（Na_2S）溶液

[器具・装置]

- コニカルビーカー　容量 300 mℓ
- 三角ロート
- メスフラスコ　容量 200 mℓ
- ホールピペット　容量 50 mℓ
- メスピペット　容量 5 mℓ またはマイクロピペット　容量 1 mℓ 以上
- ビュレット　容量 50 mℓ
- 固定台
- 上皿電子天秤

[実験操作]

① 全硬度の測定

1) ビュレットに三角ロートを使って 0.01 M EDTA 溶液を入れ，ビュレット台に固定する。
2) ホールピペットで試料となる水 50 mℓ をコニカルビーカーに量りとる。
3) pH 10 緩衝液をメスピペット，またはマイクロピペットを用いて 5 mℓ 正確に加える。
4) Na$_2$S 溶液をメスピペット，またはマイクロピペットを用いて 2 mℓ 正確に加える。
5) EBT 指示薬を 1 mℓ 加える。
6) ビュレットの EDTA 溶液で滴定を行う。溶液の色が赤色から青色になったところを終点とする。使用した EDTA 量（mℓ）を記録する。
7) 1)〜6)の操作を 3 回以上繰り返し行い，使用した EDTA 量の平均値（mℓ）を出す。
8) 全硬度を計算する。

《全硬度の計算方法》

下記の式を用いて計算する。

硬度（CaCO$_3$ mg/ℓ）＝a ×（1000÷b）× 1.001 × f

　a：滴定に要した 0.01 M EDTA の平均 mℓ 数
　b：滴定に用いた試料水の mℓ 数
　f：0.01 M EDTA のファクター[※1]

（ただし 1.001 mg CaCO$_3$＝0.01 M CaCO$_3$ 1 mℓ＝0.01 M Ca^{2+} または Mg^{2+} 1 mℓ＝0.01 M EDTA 1 mℓ）

② Ca 量の測定と Mg 量の計算

1) ビュレットに三角ロートを使って 0.01 M EDTA 溶液を入れ，ビュレット台に固定する。

※1　正確な定量にはファクターは欠かせないが，半定量でファクターを求めない場合は f＝1.000 とする。

2) ホールピペットで試料となる水 50 mℓ をコニカルビーカーに量りとる。

3) pH 12 緩衝液をメスピペット，またはマイクロピペットを用いて正確に 5 mℓ 加える。

4) Na_2S 溶液をメスピペットまたはマイクロピペットを用いて正確に 2 mℓ 加える。

5) NN 指示薬を 0.1 g 加える。

6) ビュレットの EDTA 溶液で滴定を行う。溶液の色が赤色から青色になったところを終点とする。使用した EDTA 量（mℓ）を記録する。

7) 1)〜6) の操作を三回以上繰り返し行い，使用した EDTA 量の平均値（mℓ）を出す。

8) Ca^{2+} 量を計算する。

9) Mg^{2+} 量＝全硬度−Ca^{2+} 量

《Ca^{2+} 量の計算》

Ca^{2+} の計算は以下の式を用いる。

$$Ca^{2+} mg/\ell = a \times (1000 \div b) \times 0.401 \times f$$

a：滴定に要した 0.01 M EDTA の mℓ 数

b：滴定に用いた試料水の mℓ 数

f：0.01 M EDTA のファクター[※1]

○0.01 M EDTA のファクターを求める場合は以下のようにする。

炭酸カルシウム（$CaCO_3$）250 mg を正秤し 250 mℓ のメスフラスコに入れる。量った炭酸カルシウム mg 数を記録しておくこと。

2 M HCl 約 30 mℓ を少量ずつ加えて溶解したのち，蒸留水で 250 mℓ に希釈する（炭酸カルシウム標準溶液）。

炭酸カルシウムファクター F ＝ 量った炭酸カルシウム mg 数 ÷ 250 ≦ 1.000

炭酸カルシウム標準液 25 mℓ ＋ 蒸留水 25 mℓ を三角フラスコにとる。

8 M KOH 4 mℓ を加える。次に，NN 指示薬約 0.05 g を加える。

よく振り混ぜながら，EDTA 標準溶液で赤みが消えるまで滴定する。滴定に要した EDTA 量 xmℓ とする。

EDTA ファクター f ＝（25 × F）÷ x

[結果と考察]

与えられた各サンプルについて，硬度と Ca^{2+}，Mg^{2+} 量を明らかにせよ。また，サンプルが軟水か硬水かを判定して，なぜ，地域によって軟水や硬水など，水の性質が違うのか考えてみよ。

3 章
健康に関係する基礎実験

1　緩衝溶液とpH

　pHとは溶液中に存在する水素イオン（H^+）濃度逆数の対数であり，pH 7とは中性を意味している。水はすべての分子がH_2Oとして存在しているのではなく，厳密には一部がH^+とOH^-に解離している。中性の水（H_2O）は，1ℓ当たり10^{-7}モルのH^+を含んでいる（pH＝$-\log_{10}10^{-7}$）。水素イオン濃度が増えてpHが7以下になれば酸性であり，pH 7以上になるとアルカリ性を示す。緩衝液（buffer）は，過剰の酸や塩基が加えられた時のpHの変化を抑えようとする化学的な系である。すなわち，緩衝液はpHの変動に対する緩衝作用がある。弱酸や弱塩基およびそれらの塩は，緩衝作用があることから緩衝液を作るために利用される。

　生体内において体液のpHは非常に狭い範囲（7.40±0.05）で一定に保たれている。通常動脈血のpHが7.45以上になるとアルカローシス（alkalosis），7.35を下回るとアシドーシス（acidosis）という。pH 7以上は化学的には酸性ではないが，生理的には細胞が正常に機能するための至適な水素イオン濃度（pH）を超えていることから7.00～7.35は生理的アシドーシスという。

　体内の酸は，ほとんどすべて栄養素の代謝の結果生じるが，体細胞の生命活動が正常に営まれるためには，細胞外液のpHが一定に保たれる必要がある。栄養素の代謝で産生（生成）される酸は，肺から呼吸による排出と，腎臓の尿細管から尿中への排泄のほかに，主に血液中の炭酸緩衝系で処理される。このことから，体液中で多様な緩衝作用を示す重炭酸-炭酸系は，生理学的に重要な緩衝系である。体液中に存在する二酸化炭素（CO_2）の一部は水（H_2O）と反応して炭酸（H_2CO_3）の形となる。この過程をCO_2の水和といい，H_2CO_3の一部はH^+とHCO_3^-に解離し，緩衝作用に寄与する。一方，緩衝作用を持つ酸としてリン酸があり，化学（実験）的な緩衝系としては優れているが，細胞外液中のリン酸濃度が低いため血しょうの緩衝能に占める割合は低い（1％程度）と考えられている。

　身近な代表的酸性食品として，レモン汁（pH 2.0～3.0），食酢（pH 2.4～3.0）などが挙げられる。これらの食品を摂取しても，生体内のpHが大きく変動しないことは，内部環境（ホメオスタシス）維持のために様々な緩衝（平衡）系が働いていることを示している。

【実習 11】緩衝溶液の働きと pH の測定 （三好規之）

弱酸や弱塩基およびそれらの塩は，緩衝作用があることから緩衝液を作るために利用される。ここでは弱酸の塩で調整した緩衝液がどのように働くかを理解する。

[試薬]
- $Na_2HPO_4 \cdot 12\ H_2O$ （MW＝358.14）（和光純薬社製）
- $NaH_2PO_4 \cdot 2\ H_2O$ （MW＝156.01）（和光純薬社製）
- 0.01 M NaOH
- 0.01 M HCl

[機器および器具]
- 電子天秤
- pH メーター
- マグネチックスターラー
- マグネットバー
- ピペットマン
- メスフラスコ
- ビーカー

[実験操作]
（リン酸緩衝液の調製）

1) 0.1 M リン酸二水素ナトリウムおよび 0.1 M リン酸水素二ナトリウム溶液を各 1ℓ 調整する。
   リン酸二水素ナトリウム （$NaH_2PO_4 \cdot 2\ H_2O$ （MW＝156.01）） 15.601 g/ℓ
   リン酸水素二ナトリウム （$Na_2HPO_4 \cdot 12\ H_2O$ （MW＝358.14）） 35.814 g/ℓ

2) pH メーターで溶液の pH を確認しながら[※1]，次の表を参考に 0.1 M リン酸二水素ナトリウムおよび 0.1 M リン酸水素二ナトリウム溶液を撹拌しながら混合し，目的の pH に合わせた各緩衝液（0.1 M リン酸緩衝液）を 100 mℓ 調整する。

※1　①のように 0.1 M リン酸二水素ナトリウム溶液 92 mℓ と 0.1 M リン酸水素二ナトリウム溶液 8 mℓ 混合すると，理論的には pH 5.8 の 0.1 M リン酸緩衝液が調整できる。しかし，試薬の秤量操作などで実験的な誤差が生じている可能性があるので，pH メーターで溶液の pH を確認しながら正確に pH を調整する。

	①	②	③	④	⑤	⑥	⑦	⑧	⑨	⑩	⑪
NaH_2PO_4 (ml)	92	81.5	73.5	62.5	51	39	28	19	13	8.5	5.3
Na_2HPO_4 (ml)	8	18.5	26.5	37.5	49	61	72	81	87	91.5	94.7
pH	5.8	6.2	6.4	6.6	6.8	7	7.2	7.4	7.6	7.8	8.0

[検液のpH測定]※

1) 調整した各緩衝液を 200 ml ビーカーに入れる。
2) マグネットバーをビーカーに入れる。
3) ビーカーをマグネチックスターラーの台に乗せる。
4) pH計の電極を純水の入った洗浄ビンで洗い，電極についた水をキムワイプでそっとぬぐった後，検液中に浸す（電極先端部のみが浸るように）。
5) 測定キー（Read）を押してA印の表示（pHの右側）が√A印と変わったら数値を読み取る。（pHの変化を連続的に計測する場合には自動終点機能を無効にするため「Read」キーを2秒以上押す。√A から√ 表示に切り替わる）

※実際の測定は使用する各pHメーターの説明書に従うこと。

[検液の緩衝作用の測定]

1) pHを測定した緩衝液をマグネチックスターラーで静かに撹拌する。
2) 検液に 0.01 M NaOH（0.01 M HCl）をマイクロピペットで 1 ml ずつ滴下し，検液のpHを測定する。10 ml まで滴下する（20 ml まで滴下してみてもよい）。

[純水の緩衝作用の測定]

1) 純水 100 ml をメスフラスコで測りとり，200 ml ビーカーに移す。
2) pHを測定する（純水はイオン性物質がきわめて少ないので，pH指示値がふらつく。値のシフトがほぼ安定するまで待ち，およその値を読み取る）。
3) pHを測定した純水はマグネチックスターラーにより静かに撹拌する。
4) 純水に 0.01 M NaOH（0.01 M HCl）を，マイクロピペッターを用いて1滴加えpHを読む。さらに 2.0 ml 加えた時のpHを読む（緩衝液に比べpHの変動が大きいことを観察する）。
5) 0.01 M NaOH（0.01 M HCl）の希釈度から予想されるpH指示値を計算により求め，実際のpH計により示される指示値と比較し考察してみる。

[結　果]

以下の 1)～5) を結果としてまとめる。

1) 作成したリン酸緩衝液 200 ml に，0.01 M NaOH（0.01 M HCl）を 1.0 ml ずつ加えた時のpH

値についてグラフを作成する。

2) 純水のpHの値。

3) 純水200 mℓに0.01 M NaOH（0.01 M HCl）一滴を加えた時のpHの値。

4) 純水200 mℓに0.01 M NaOH（0.01 M HCl）を2.0 mℓ加えた時のpHの値。

5) 4) について，計算により予測されるpHの計算式とその値。

[考　察]

緩衝作用の化学的メカニズムについて考察しよう。

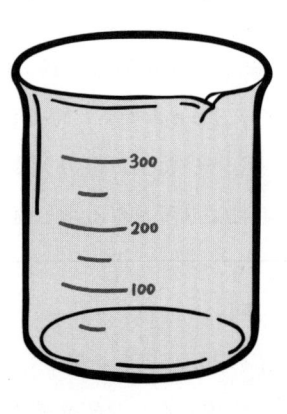

2　機能性成分

　食品の成分は一次機能（栄養），二次機能（味覚），または三次機能（体調調節）のいずれかもしくはすべてを有している。一般的に機能性成分といえば，非栄養素で体調を調節できる成分をさす（図 3・1）。多彩な機能性成分の分析には様々な方法がある（図 3・2）。

　ここでは健康科学分野の分析では，最も一般的かつ重要な機器である分光光度計の使用方法の応用例である「タンニン（カテキン）の分析」について述べる。

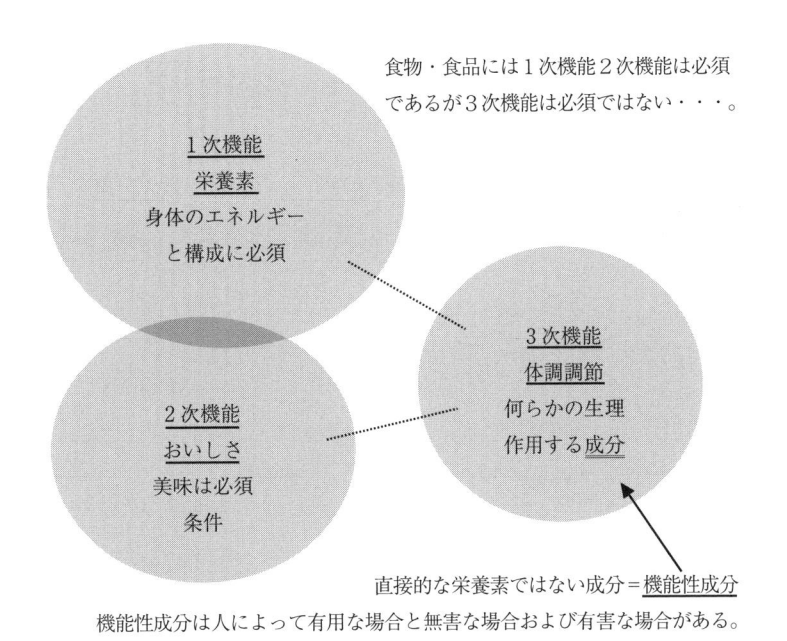

```
        1次機能
        栄養素
     身体のエネルギー        食物・食品には1次機能2次機能は必須
      と構成に必須          であるが3次機能は必須ではない・・・。

                              3次機能
                              体調調節
        2次機能              何らかの生理
        おいしさ             作用する成分
       美味は必須
         条件
                      直接的な栄養素ではない成分＝機能性成分
```
機能性成分は人によって有用な場合と無害な場合および有害な場合がある。

図 3・1　食品の機能性と機能性成分

○**機能性成分の例**
色素・・・アントシアニン，クルクミン
呈味成分・・・カプサイシン，アリルイソチオシアネート，エピガロカテキンガレート
香気成分・・・リモネン，アリシン，レンチオニン
生理活性物質・・・カフェイン（ある種の頭痛，覚醒），グルコサミン硫酸塩
有害成分・・・ムスカリン，レクチン
○**機能性成分の分析方法の例**
高速液体クロマトグラフィー：色素，呈味成分，生理活性物質，有害物質
ガスクロマトグラフィー：香気成分，有毒ガス
電気泳動：タンパク質（レクチンなど）

図 3・2　機能性成分と分析方法

【実習 12】タンニンの分析（佐塚正樹）

タンニンとは緑茶などに含まれる舌粘膜のタンパク質を凝固させる収斂性（しゅうれんせい）を有して渋みを感じさせる物質の総称である。緑茶カテキンなども渋みを感じさせる成分であり，ここでは総タンニン量を求める酒石酸鉄吸光度法で，緑茶の渋み成分（カテキン類）の分析を行う。

［試料と試薬］

- 市販の緑茶飲料
- 没食子酸エチル標準液：5，10，15，20，25 mg/100 mℓ の各標準溶液を調製する。
- 酒石酸鉄試薬：硫酸第一鉄 100 mg および酒石酸カリウムナトリウム 500 mg を水に溶かして 100 mℓ にする。
- 1/15 M リン酸水素二ナトリウム溶液（11.867 g/ℓ）と，1/15 M リン酸二水素カリウム溶液（9.073 g/ℓ）を 84：16 で混合し，pH メーターで pH 7.5 になるように調整する。

［機器および器具］

- 分光光度計
- ウォーターバス
- 三角フラスコ　容量 150 〜 200 mℓ
- メスフラスコ　容量 25 mℓ，100 mℓ

［実験操作］

○標準溶液の測定

以下の操作を各濃度の没食子酸エチル標準液について行う。

1) メスフラスコ（25 mℓ）に没食子酸エチル標準液を 5 mℓ，水 5 mℓ，酒石酸鉄試薬 5 mℓ を取った後，リン酸緩衝溶液で定量する。
2) 540 nm の吸光度を測定する（水をブランクとする）。

○検量線の作成

各濃度の没食子酸標準液量に対して，吸光度をプロットして検量線を作成する。没食子酸 1 mg の吸光度＝茶タンニン 1.5 mg である。

○緑茶飲料の測定と計算

1) メスフラスコ（25 mℓ）に緑茶飲料[※]を 5 mℓ，水 5 mℓ，酒石酸鉄試薬 5 mℓ を取った後，リ

※緑茶飲料のタンニン量が多いと考えられる場合は適宜，希釈すること。

ン酸緩衝溶液で定量する。

2) 540 nm の吸光度を測定する（水をブランクとする）。
3) 検量線より没食子酸量を読み取る。
4) 没食子酸量×1.5＝タンニン量とする。

[結　果]

採取した緑茶飲料中のタンニン量を計算する。例えば 500 mℓ ペットボトルなら 500 mℓ 中のタンニン量 mg を計算し成分表示との比較をする。

[考　察]

成分表示との誤差を計算し，誤差が生じた（生じなかった）場合，の理由を考えてみる。また，タンニンとカテキンの違いについて考察せよ。

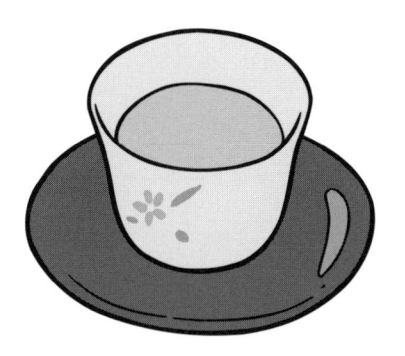

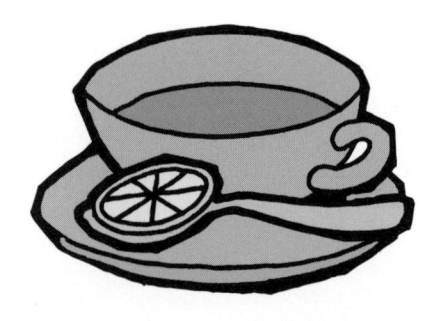

[メモ]

3 食品添加物

食品添加物の定義は「食品の製造の過程においてまたは食品の加工もしくは保存の目的で，食品に添加，混和，浸潤その他の方法で使用するものをいう」（食品衛生法第4条第2項）である。すなわち，食品の加工や保存のために加える物質のすべてをさしており，非常に多くの種類がある（図 3・3）。

食品添加物を正確に分析するためには，各添加物の化学構造とその作用，そしてその分析理論・分析技術に精通する必要がある。つまり，化学実験の基礎力をつけてからでないと，食品添加物の分析の理解はむずかしい。

よって，ここでは食品添加物の分析方法の難しさを実感してもらうために，合成着色料の簡単検出方法を紹介する。

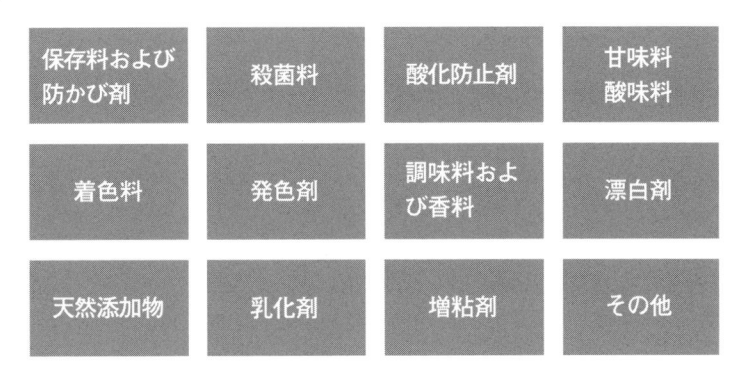

保存料および防かび剤	殺菌料	酸化防止剤	甘味料 酸味料
着色料	発色剤	調味料および香料	漂白剤
天然添加物	乳化剤	増粘剤	その他

食品添加物は合成品や動植物由来(天然物)を含めてその用途によって様々な物質がある。

図 3・3 主な食品添加物

【実習 13】 合成着色料の検出 （佐塚正樹）

[目 的]

タール系色素である合成着色料の簡易な検出方法について理解する。

[原 理]

合成着色料で着色された食品から着色料を抽出し，脱脂羊毛毛糸を染色する方法である。その染色原理は，羊毛はケラチンなどのタンパク質でできており，酸性溶液中でケラチンのアミノ基末端が陽イオン（$-NH_3^+$）状態になる。ここで同じ溶液中に現在，日本で許可されている酸性タール色素が存在すると，ケラチンのアミノ基末端とタール色素がイオン結合することで染色が起きると考えられ

ている。

[試 料]
- 食品

[材 料・試 薬]
- 脱脂羊毛毛糸（エーテル中に羊毛毛糸を入れて，洗い，濁りがとれるまで，新しいエーテルに取り換える。2～3回エーテルを取り換えれば脱脂できる）
- 75％エタノール
- 1％アンモニア水
- 10％酢酸（食酢でもよい）
- 10％アンモニア水

[器 具]
- ビーカー
- メスシリンダー
- 駒込ピペット
- 漏斗
- 漏斗台
- ろ紙（No. 2）
- 湯浴（ウォーターバス）
- 三脚
- ガスバーナー
- 金づち・包丁・まな板
- 量り

[実験操作]
1 染色試料液の作成

《固形の食品の場合》

1) 食品を30～50 g量る。
2) キャンディなど硬い固形物は，飛び散らないように金づちで砕く。
菓子類・漬物は，包丁で細かく刻む。
3) 2)の食品をビーカーに入れて75％エタノールを浸る程度入れる。
4) 菓子類・漬物は湯浴しながら，駒込ピペットを使って1％アンモニア水5 mℓを加えよく混ぜ

る。エタノールの引火に注意すること!!

キャンディの湯浴では1%アンモニアを入れる必要はない。

5) 色素が液体中に溶け出してきたら，ろ過する。

ろ液を染色試料液とする。

《液体の食品の場合》

そのまま，染色試料液とする。

2　合成着色料の検出

1) 各染色試料液を30 mℓ とり，5 mℓ の10%酢酸を加えてかき混ぜる。
2) 水で湿らせた毛糸を入れて，20分間湯浴する。エタノールの引火に注意すること!!
3) 毛糸の色が染色液より濃くなったら取り出して水洗いする。

[結　果]

毛糸の水分をとっても染色していたら，合成着色料の存在を示している。

[考　察]

合成着色料の検出で10%アンモニア水を加えた場合，毛糸が同じように染まるか確かめてみよう。染まった場合と染まらない場合の理由を考えてみよう。

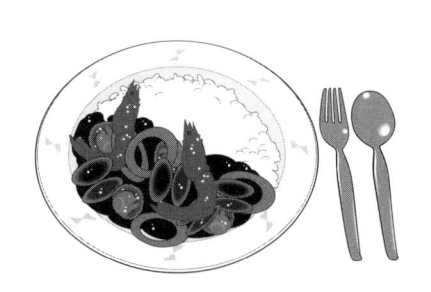

4　食べ物の成分の酸化（酸敗）

　酸化というのは，一般的には酸素と化学反応で結びつくことである（図 3·4）。食品が酸化するということは，栄養成分の低下がある，食中毒の危険性がある，ということで食品の加工・保存をする上で非常に重大な問題である（図 3·4）。よって「食品の酸化は食品の品質の低下であり健康に悪影響を及ぼすことが多い」ということを理解することは，健康科学を志す者にとって非常に重要である。ここでは，食品の酸化の一例として油脂の酸化の簡易測定法を紹介する。

$$CH_4 \quad + \quad 2\,O_2 \quad \rightarrow \quad CO_2 \quad + \quad 2\,H_2O$$
メタンの燃焼（酸化）
メタンガスが酸化によって水と二酸化炭素になってしまった‼
酸化によってある物質が違う物質に変化してしまった‼

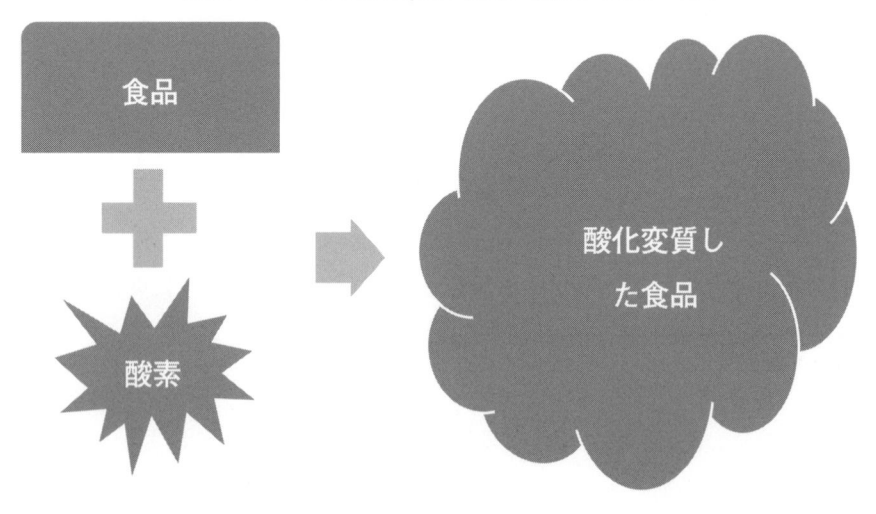

食品は酸素に触れることで燃焼のような激しい反応は起きなくても確実に酸化が起きる。酸化によって，メタンが全く違う物質に変化してしまったように食品中の成分が有害な物質に変化することも考えられる（酸敗）。食品の酸化を防ぐ食品添加物が酸化防止剤である。

図 3·4　食品の酸化の概念

【実習14】油脂の酸化の測定（佐塚正樹）

[目 的]

油脂の酸敗過程で生じたアルデヒドを，呈色反応で検知するクライステスト（Kreistest）について理解する。

[原 理]

一般に脂質（中性脂肪）の酸敗は，以下に示す過程を経ていると考えられる。

　　　　　酸化　　　　　　　酸化　　　　　　酸化分解
（脂質　→　）　遊離脂肪酸　→　脂肪酸過酸化物　→　カルボニル化合物

酸敗によって生じた最終物質であるカルボニル化合物（アルデヒドなど）を検出すれば，脂質の品質を明確に評価できる。この呈色は，酸性条件でフロログルシノール（1, 3, 5－トリヒドロキシベンゼン）が酸化された油脂との反応で起こる。

[試 料]

- 油脂（新鮮なもの，調理で使用したもの，長期間，開封放置したもの）

[試 薬]

- 0.1% 1, 3, 5－トリヒドロキシベンゼンエーテル溶液
- 濃塩酸

[器具・装置]

- 試験管
- 駒込ピペット
- メスピペット（比色定量を行う場合）
- 分光光度計（比色定量を行う場合）

[実験操作]

1) 試験管に試料の油脂を 2 mℓ とり，0.1% 1, 3, 5－トリヒドロキシベンゼンエーテル溶液 2 mℓ および濃塩酸 2 mℓ を加えてよく振る。
2) 分光光度計で比色定量する場合は，530 nm の吸光度を測定する。

[結　果]

桃色に呈色した時，酸敗が起きていると判定する。吸光度の変化は何倍かを計算せよ。

[考　察]

以下の実験を追加して行い，油脂の状態（使用前，使用後，開封放置）でどのような変化が起きたか考えてみよう。

1)　試料をエーテルで 10 倍希釈したものと，20 倍希釈したものを用意する。

2)　実験操作と同じ。

3)　結果として，

①呈色なし：酸敗なし。

②10 倍希釈試料は呈色，20 倍希釈試料は呈色せず：酸敗初期段階にある（食用は避けるべきである）。

③10，20 倍希釈試料とも呈色する：重度の酸敗状態である（まったく食用に適さない）。

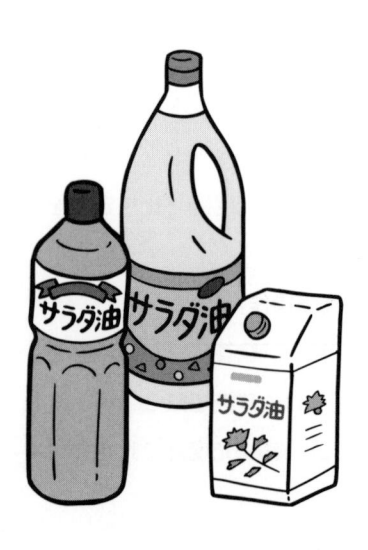

5 顕微鏡観察

　ヒトの体は，1つの個体であるが，その個体は各組織や臓器が集まって形成されており，その組織や臓器は"細胞"が集まって形成されている。細胞は，ヒトの体を構成する最小の単位であり，約60兆個の細胞からヒトはできている。ヒトの体内でおきている現象を詳細に検討するためには，細胞の中で何が起きているのか？を知ることが重要である。

　顕微鏡とは，物体を拡大して観察することができる装置である。一般には，光学顕微鏡であるが，より小さな生物や物質を観察するために光を電子に置換えた電子顕微鏡が開発されたことにより，これまでみることのできなかった1ナノメートル（1/1000000ミリ）のウイルスや原子の配置などを観察することができるようになり，細胞の微細構造も観察できるようになった（口絵3　MRC 5細胞の電子顕微鏡での観察）。

　一般的な研究室で用いる光学顕微鏡には，明視野観察，位相差観察，蛍光観察などがある。小学校から中学校の間に誰もが使ったことのあるのは，明視野観察であるが，生物のほとんどは透明なため，明視野観察でははっきりとしたコントラストを得ることができない。そこで様々な染色法を組み合わせることで，可視化する方法がとられてきた。

　位相差観察は，特殊な対物レンズと位相差フィルターを組み合わせることで，細胞を固定と染色しなくても位相の違いにより（物質を透過する光の速度の差を利用する），生きたままの細胞をコントラストつけて観察することができるようになる。

　蛍光観察は，試料を蛍光物質で染色して観察する方法である。蛍光物質は，紫外線や比較的短い波長の励起光を吸収してエネルギーの高い励起状態をつくる。その励起された状態から，もとのエネルギー状態に戻る時に波長の長い光（赤や緑など）を発する。その時フィルターを通して，特定の長い光のみを通過させると，試料のどこに蛍光物質が存在するのかを観察することができる。

　顕微鏡と蛍光物質を標識した抗体を組み合わせて使うことで，細胞内のタンパク質の存在や局在を簡単に観察することができる。

【実習15】顕微鏡の構造とデンプン観察 (佐塚正樹)

[目　的]

　光学顕微鏡の構造と基本的な使用方法を理解する。

[光学顕微鏡の構造と仕組み・基本的な操作法]

　光学顕微鏡の基本構造を図 3·5 に示す。光学顕微鏡は接眼レンズと対物レンズを組み合わせることで，ステージ上の試料を拡大して観察する装置である。

　試料の拡大倍率＝接眼レンズの倍率×対物レンズの倍率で求められる。

　近接した2点を2点として見分けられる最小の間隔を分解能といい，光学顕微鏡は約 0.2 μm の分解能がある。

[顕微鏡観察の準備]

　顕微鏡の持ち方は，一方の手でアームを持ち，一方の手で脚部を支えるようにする。顕微鏡は精密機器なので静かに持ち上げ，静かに運ぶ。置く時も静かに置くこと。いい加減に扱うと光軸がずれて故障の原因になる。

　顕微鏡観察を行う時は室内の光で行うようにする。反射鏡で光を得るタイプのものは（図 3·5 は光源内蔵型），反射鏡を通して太陽光を直接見てしまい目を傷めることがあるので，直射日光の当たるところに顕微鏡をおいてはいけない。

　レンズの取り付けを確認し，レボルバーを静かにまわして低倍率にする。絞りを開いて接眼レンズをのぞいて反射鏡を動かし，視野を確保する。反射鏡は，低倍率では平面鏡を用い，400倍以上の高倍率では凹面鏡を用いる（ステージライトが付いているものは，見やすい光度になるようにステージライトを調節する図 3·5，図 3·6）。

[顕微鏡観察]（図 3·5，図 3·6）

　顕微鏡観察の準備が整ったら，ステージの中央（光軸の中心）に観察したい試料が来るようにプレパラート※をセットする。

　横からステージをみて，調節ネジをまわして，対物レンズとプレパラートが最も近づくようにステージを上げる（プレパラートと対物レンズがぶつからないように気をつける）。

　接眼レンズをのぞきながら，調節ネジをゆっくりまわし（ステージを下げて）ピントを合わせる。微動ネジが付いている場合は，調節ネジでおおよそのピントを合わせて微動ネジで調整する。

　レボルバーをまわして，高倍率の対物レンズに切り替えて観察を続ける（微動ネジでピントの調節を適時行う）。

※ここでいうプレパラートとは，細胞・組織などのサンプルをスライドガラスにのせて，カバーガラスをかぶせた顕微鏡標本のことである。

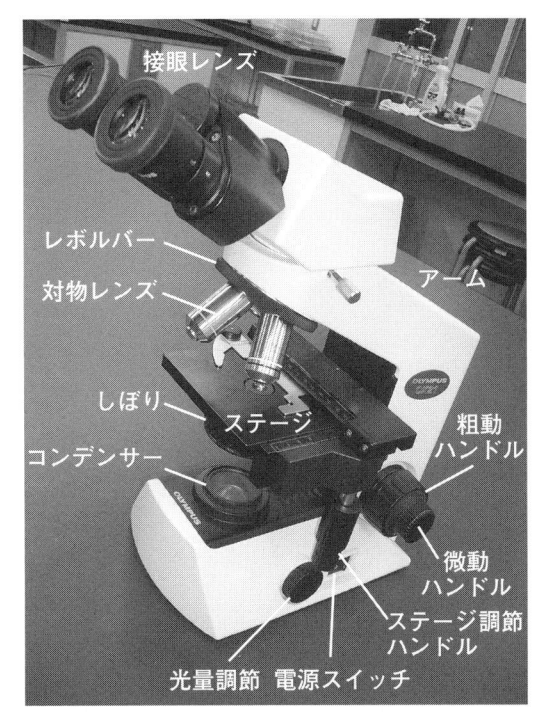

図 3・5　生物顕微鏡（オリンパス CX-21 型）と各部の名称

注意：レボルバーを動かした時，試料の位置がずれる場合，光軸がずれている可能性がある。

[試料・装置]

- デンプン（小麦粉や片栗粉など 2〜3 種類を用意）
- スライドガラス
- カバーガラス
- 光学顕微鏡

[実験操作]

用意したデンプンをそれぞれスライドガラスに少量とって水 1〜2 滴を加え，空気を入れないようにカバーガラスをかぶせる。

上記の[顕微鏡観察]を参考にして観察してスケッチする。

[結　果]

デンプンの違いにより，観察像が違うことをスケッチで明らかにする。

[考　察]

接眼レンズと対物レンズでなぜ拡大できるのか考えてみよう。

ステージを上下左右に動かすと顕微鏡像はどのように動くか，確認してその理由を考えてみよう。

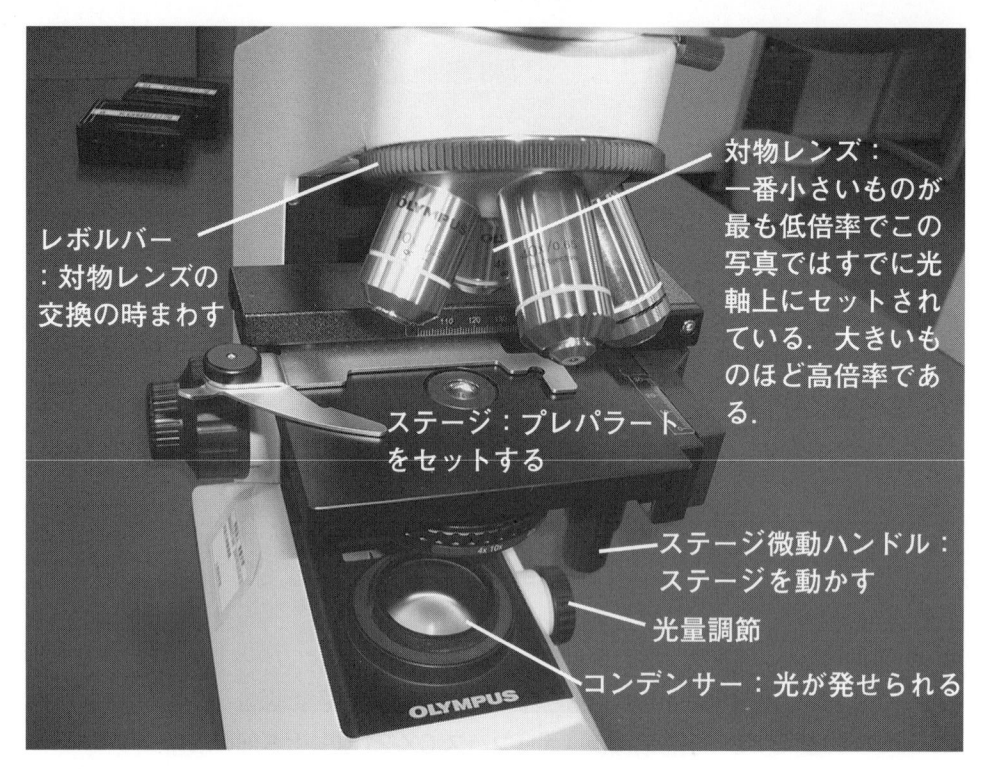

(a) 顕微鏡正面　ステージ部分

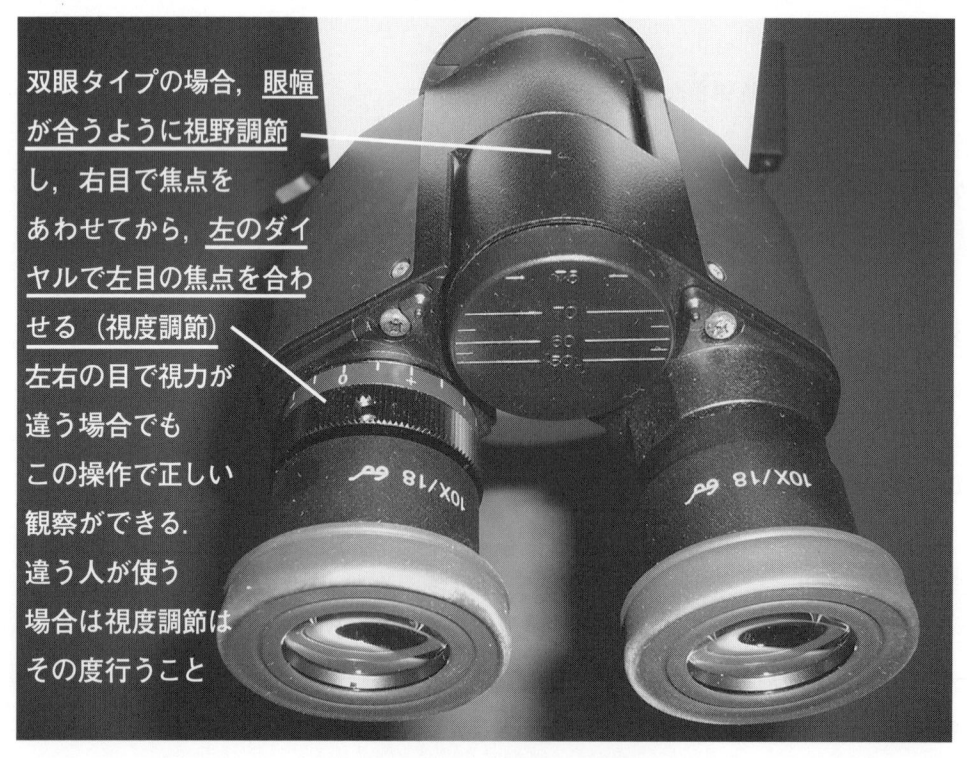

レボルバー：対物レンズの交換の時まわす

対物レンズ：一番小さいものが最も低倍率でこの写真ではすでに光軸上にセットされている．大きいものほど高倍率である．

ステージ：プレパラートをセットする

ステージ微動ハンドル：ステージを動かす

光量調節

コンデンサー：光が発せられる

(b) 顕微鏡正面　接眼レンズ部分

双眼タイプの場合，眼幅が合うように視野調節し，右目で焦点をあわせてから，左のダイヤルで左目の焦点を合わせる（視度調節）左右の目で視力が違う場合でもこの操作で正しい観察ができる．違う人が使う場合は視度調節はその度行うこと

図 3・6　双眼型生物顕微鏡

【発展実習 1】 免疫染色の一般的手法 (早川清雄)

[目 的]

免疫染色では，細胞の中のタンパク質の"抗体"を利用して調べる方法であり，様々な蛍光で標識された抗体や蛍光物質を組み合わせることで，細胞内のタンパク質の存在や局在を可視化する。

[測定原理]

細胞内のタンパク質の存在や，局在を調べるためには抗体を用いる。特定のタンパク質（抗原）にのみ結合する，抗原－抗体反応を利用して細胞内のタンパク質を検出する。検出する際には，標識された一時抗体を用いて検出する直接法と，標識された二次抗体を用いて検出する間接法がある。間接法の方が検出感度が高く，多重染色することもできるため間接法が用いられることが多い。

[試 薬]

- 4% パラホルムアルデヒド（PBS（－）に溶かす）
- PBS（－）
- 0.1% Triton-X 100（PBS（－）に溶かす）
- 3% BSA（PBS（－）に溶かす）
- 退色防止剤（蛍光の退色を抑える）
- 一次抗体
- 二次抗体（蛍光標識済み）

[プロトコル]

1) 細胞をチャンバーという，壁のついたスライドガラスの上で培養する。
2) 培養液を吸引して4℃で冷やしたPBS（－）で2回洗浄する。
3) 4% パラホルムアルデヒドで固定する（4℃，15分～30分）。
4) PBS（－）で3分間，3回洗浄する。
5) 0.1% Triton-X 100を加えて細胞膜の透過処理を行う（3分～5分，時間厳守）。
6) PBS（－）で3分間，3回洗浄する。
7) 3% BSAを用いてブロッキングする（室温で1時間，もしくは4℃で一晩）。
8) ブロッキング溶液を捨てる。
9) 一次抗体（3% BSAに希釈（希釈率は抗体メーカーのデーターシートを参照））を，ピペットを用いてチャンバー内へゆっくりと加える。室温で1時間もしくは4℃で一晩反応させる。
10) PBS（－）で5分間，3回洗浄する。

11) 二次抗体（蛍光標識されている抗体（FITC 標識など，希釈率は抗体メーカーのデータシートを参照））を 3% BSA に希釈してピペットを用いてチャンバー内へゆっくりと加える。室温で 1 時間もしくは 4℃ で一晩反応させる。
12) PBS（−）で 5 分間，3 回洗浄する。
13) 水分をよく切り，チャンバーをはずす。退色防止剤を 1〜2 滴，スライドガラス上に滴下し，カバーガラスを空気が入らないようにゆっくりとのせる。
14) マニキュア（透明なもの）でカバーガラスの周囲を固定する。
15) 蛍光顕微鏡で観察する。

　蛍光顕微鏡で観察するまでは，蛍光物質の退色を抑えるため，アルミホイルで遮光する。すぐに観察できないときは 4℃ に保存する。

　上記のような手法を用いて，組織染色した MRC 5 細胞の F アクチンと，平滑筋アクチンの二重染色の蛍光顕微鏡写真を口絵 4 に載せる。

[結　果]
観察像をスケッチせよ。または写真機つき顕微鏡ならば，顕微鏡写真をとれ。

[考　察]
実際に使った抗体について，その抗原抗体反応を解説せよ。

6 細菌に関する実験

　空気中には多くの微生物が浮遊しているが，それらのほとんどが無害であり，通常の空気から病原菌を検出することはむずかしい。しかしながら，それらが食品に付着して，大量に増加した場合，食品の腐敗や変敗の原因となる可能性がある。こうしたことから，空中落下菌は食品の微生物の汚染源の1つとして重要視されている。ここでは，しばしば汚染源の解明や衛生的環境管理の指標として用いられている空中落下菌の測定法について紹介する。

【発展実習2】空中落下菌の測定（鈴木康夫）

[目　的]
　食品や作業台上などに落下する細菌の菌数を測定し，調理場や食堂などの衛生状態を把握する。

[標準寒天培地の作成]（自分で調整する場合）

[試　薬]
- 酵母エキス
- ペプトン
- ブドウ糖
- 寒天
- 1N 塩酸
- 1N 水酸化ナトリウム
- pH 試験紙

[器　具]
- ビーカー
- 撹拌棒
- 恒温槽
- ガスバーナー
- 三角フラスコ
- 試験管
- スチールキャップまたは，アルミホイル

[機　器]
- オートクレーブ

[培地溶解操作]（自分で調整する場合）
1) 300 mℓ の三角フラスコに 200 mℓ ずつ必要量を作成する。300 mℓ の三角フラスコに，酵母エキス 0.5 g，ペプトン 1 g，ブドウ糖 0.2 g，寒天 3 g を測り取り，精製水 200 mℓ を加え，かき回しながら加温溶解する。
2) 溶解後，1 N の塩酸または 1 N 水酸化ナトリウム水溶液を用いて，pH を 7.0 から 7.2 に調整しアルミホイルでふたをする。pH の確認は，pH 試験紙を用いる。3) へ進む。
※寒天以外の培地素材を水に溶解後，pH 調整を行い，あとから寒天を加えてもよい。

[標準寒天培地の作成]（市販の粉末培地を使用する場合）

[試　薬]
- 標準寒天培地（日水製薬株式会社，製品コード 05618）

[器　具]
- ビーカー
- 撹拌棒
- 恒温槽
- ガスバーナー

[培地溶解操作]
1) 300 mℓ の三角フラスコに 200 mℓ ずつ必要量を作成する。4.7 g の標準寒天培地粉末を測り取り，精製水 200 mℓ を加え，かき回しながら加温溶解する。
2) 溶解後，アルミホイルでふたをする。pH の調整は必要ない。3) へ進む。

[培地溶解後の操作]（図 3·7）
3) 121℃，15 分間 高圧蒸気（オートクレーブ）滅菌を行う。
4) 滅菌終了後，50℃の湯浴中で温度を保つ。または，手で撹拌しながら流水で 50℃（素手で持って少し熱い程度）に冷ます。この時，培地を冷ましすぎて固めてしまわないように注意する。
5) ガスバーナーに火をつけ，4) のオートクレーブ滅菌した培地の入った容器の口の部分を軽く炎で滅菌する。

6) 9 cm プラスチックシャーレに，培地を 15〜20 mℓ ほどそれぞれ分注する。落下菌の混入を防ぐため，炎の下で操作を行う。

7) ふたをして，室温にて平らなところで凝固させる。

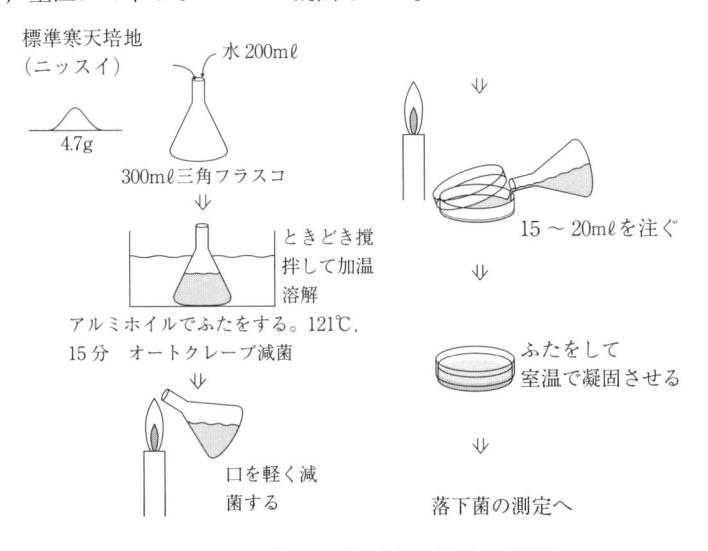

図 3・7　落下細菌測定用培地の調製

[寒天培地シャーレの設置]

1) 測定しようとする場所の床面から高さ 80 cm の水平な台の上に，2 枚の標準寒天平板培地（細菌数測定用）の入ったシャーレを置く（設置場所は調理実習室，実験室，講義室，無菌室など）。

2) 静かにシャーレのふたをとり，同時にストップウォッチにて時間の測定を開始する。5 分間落下菌が寒天培地に付着するのを待つ。

3) 5 分後シャーレにふたをして，裏返してから 35℃ で 48 時間培養する。

4) 出現した微生物のコロニー数を数え，2 枚の寒天平板の平均値を求め，その値をその場所における落下菌数として表す。1 つのコロニーは，1 つの細菌が分裂増殖したものと考える。

5) 判定は衛生試験法・注解の普通室内空気試験成績判定基準表より A〜E で行う。

[判定]

判　定　基　準	細　菌　数
A：快適または清浄階級	0〜29
B：	30〜74
C：許容階級	75〜149
D：不適階級（準不適）	150〜299
E：不適階級（不適）	300 以上

衛生試験法・注解の普通室内空気試験成績判定基準表より

[結　果]

結果をまとめるために以下のような表を作成してみよ。

測定場所	コロニー平均値	判定
調理実習室		
実験室		
講義室		
無菌室		
・・・・・		

[考　察]

　コロニーの細菌数から判定して，どのような場所に細菌が多いか（少ないか）その理由も含めて考えてみよ。また，コロニーとして得られた細菌の種類は，どのようにして同定できるか調べてみよ。

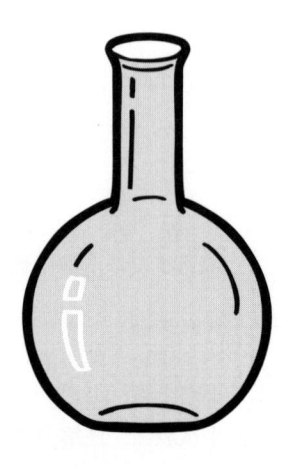

【発展実習 3】 手指の生菌数測定 （鈴木康夫）

　黄色ブドウ球菌による細菌性食中毒や，ノロウイルスによるウイルス性食中毒だけでなく，インフルエンザウイルスによる風邪症候群などは，原因となるウイルスや細菌が体の一部に付着することが原因でおこる。したがって医療現場に従事する管理栄養士，調理に従事する調理士，食品の製造，販売をする者は，これらの感染を防ぐため，手指，調理器具，食器，医療器具などに細菌やウイルスを付着させないように清潔にしておく必要がある。また，2001年の栄養士法の改正（2002年施行）に伴い，手指の清潔について十分注意し手洗いを実践することも重視されてきている。

　手指や食器などに付着した微生物を測定するには，滅菌水を含んだカット綿やガーゼタンポンなどで表面上の微生物を拭き取り，微生物の数を測定する拭取り法などがあるが，ここでは，より簡便な市販の手形生培地を用いて，手洗いによる手指の除菌・消毒・殺菌効果を検討してみることにする。

[目　的]
　手指の洗浄や消毒が除菌効果に与える影響について調べる。

[試　薬]
- 薬用石鹸
- 70％エタノール溶液

[器　具]
- パームチェック（株式会社日研生物医学研究所）またはハンドペタンチェック（栄研化学株式会社）
- 培養器
- 洗面器
- 温度計
- ストップウォッチ

[実験操作]
1) パームチェック（図 3・8）を冷蔵庫から出した後，室温に戻す。
2) 容器内に水滴が付着していないか確認する。水滴が付着している場合は，軽く振って水滴を取り除いた後，倒置してしばらく室温に放置してから使用する。
3) 寒天培地におのおのの (a) 洗浄していない右手を軽く押し当て 5 秒間，密着させる。
4) さらに次の (b)〜(e) の条件で左手を洗浄する。

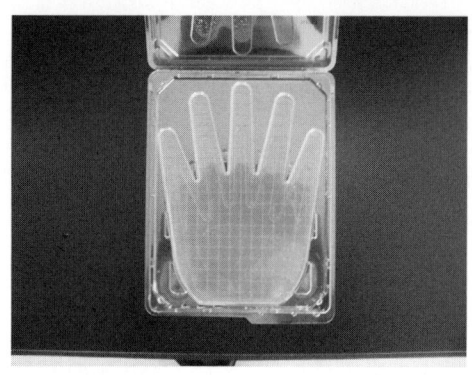

手形に調製された培地面に手のひらを押し当てることで細菌検査ができる。

図 3・8　パームチェック（日研生物医学研究所）

　　(b)　1分間水洗い。
　　(c)　薬用石けんで1分間洗浄後，1分間水洗い。
　　(d)　アルコールスプレーで消毒する。
　　(e)　薬用石けんで1分間洗浄後，1分間水洗い。乾燥後，アルコールスプレーで消毒する。
5）洗浄した手を自然乾燥した後，寒天培地に左手を軽く押し当て5秒間，密着させる。
6）シャーレのふたをし，倒置して35℃，48時間培養する。
7）コロニー数を数え，それぞれの条件における

　　　除菌率＝手洗い前の生菌数－手洗い後の生菌数×100

　手洗い前の生菌数を求め，洗浄による効果を比較する。

注意：この方法は，手のひらが平面でないために，付着している全細菌を測定できるわけではない。また，培地に押し付ける力によって検出される菌数に差が出る可能性がある。同一人物の洗浄していない右手と洗浄した左手に付着した菌数を比較することで，洗浄の効果を知ることができる。

[結　果]

結果をまとめるために，以下の表を作成してコロニーの平均値と除菌率とを記載する。

	コロニーの平均値	除菌率（％）
(a)　洗浄していない右手		
(b)　1分間水洗いした左手		
(c)　薬用石けんで1分間洗浄後，1分間水洗いした左手		
(d)　アルコールスプレーで消毒した左手		
(e)　薬用石けんで1分間洗浄後，1分間水洗い。乾燥後，アルコールスプレーで消毒した左手。		

[考　察]

手洗い条件（a）〜（e）の違いで除菌率が異なった理由を考えてみよ。

7 遺伝子分析

遺伝子分析は，健康科学分野でも今や欠かせない実験手法の一つである。

特に DNA 解析は，食品栄養科学の分野でも，産地の特定の DNA 鑑定や食中毒細菌の種類の同定には DNA 解析が欠かせない。

そこで，今回は遺伝子解析の最も基本といえる必須の手法である Polymerase Chain Reaction (PCR) について解説する。

【発展実習 4】PCR（Polymerase Chain Reaction）（早川清雄）

ヒトの顔や体型が異なっているのは，食生活を含む環境の違いや自分体をつくるための地図（遺伝子）が異なっているためである。

お酒を飲むと顔が紅潮することが多い。これはエタノールによるものと思われがちだが，この作用はエタノールの代謝中間体であるアセトアルデヒドによるものである。アセトアルデヒドは，毒性が高く，顔が紅潮するだけでなく頭痛，嘔吐などの症状を引き起こす。

このアセトアルデヒドを代謝するために必要な酵素がアルデヒド脱水酵素である。この酵素はALDH 1 と ALDH 2 の 2 種類の酵素が存在し，これらの酵素によりアセトアルデヒドは，酢酸に代謝される。日本ヒトの 10% は ALDH 2 が欠損しているといわれており，これらのヒトはアセトアルデヒドの代謝がスムーズに行われず，不快症状が起こるためお酒を飲むことができない。

今回，数本の髪の毛から抽出した微量な DNA を鋳型として，ALDH 2 の遺伝子型の判定を PCR 反応を利用して行う。

この PCR 反応は，①熱変成，②アニーリング，③伸張反応といった 3 つのステップを組み合わせて目的の DNA を複製（増幅）させる方法である（図 3·9）。この PCR 反応を利用することで，微量な DNA を増やすことができるため，近年，医学，薬学，食品学など様々な分野で応用されている。

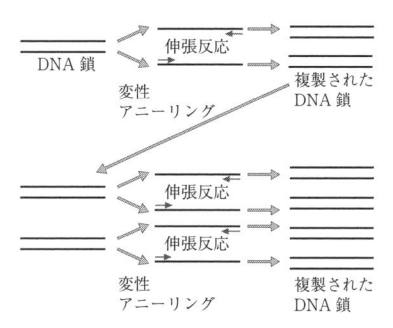

細胞などから抽出した DNA 鎖を人工的に増殖させる方法で，プライマーで挟まれた DNA の特定の部位を試験管内で増殖させることができる。

図 3·9　PCR の原理

[目　的]

髪の毛から DNA を抽出し，その DNA を鋳型として ALDH 2 の遺伝子を増やす（PCR を行う）とともに，遺伝子型を判定する。

[測定原理]

PCR とは Polymerase Chain Reaction の略で，目的とする DNA 配列を酵素反応で増幅する方法である。この反応は増幅すべき DNA 配列をはさんで，2 つのプライマーを作製し，鋳型 DNA と混ぜ，耐熱性細菌 Thermus aquaticus から単離した Taq DNA ポリメラーゼを用いて DNA 合成を行う。鋳型 DNA の変性，プライマーの鋳型 DNA へのアニーリング，Taq ポリメラーゼによる伸長を繰り返すことによって，特定の DNA 配列を指数関数的に増幅することができる。

☆注意事項

この実習では，ごく微量な試料を扱うので慎重に操作をすること。

《実験方法》

以下に示した方法で髪の毛の DNA の抽出，PCR（DNA の増幅）および電気泳動・DNA 検出を行う。

1. 毛髪を使った DNA の抽出

できるだけ新鮮な毛髪を使用することで，確実に DNA を採取することができるため，実験をはじめる直前に髪の毛を 2～3 本採取する。実験では，毛根部を使用する。また，整髪剤などが PCR 反応を阻害する恐れがあるため，エタノールを用いて採取した髪の毛の洗浄を行う。

① 毛髪の洗浄

[試　薬]
- エタノール

[器　具]
- エッペンチューブ
- マイクロピペット
- ピンセット

[実験操作]
1) 1.5 mℓ のチューブに 1.0 mℓ のエタノールを分注する。

2) 採取した髪の毛を，毛根側から3cmぐらいのところで切断し，ピンセットで1)のチューブの中に入れる。

3) 2)のチューブを数回転倒させる。

4) ピンセットでチューブ内の髪の毛をとりだし，ろ紙の上で十分に乾燥させる。

② DNAの抽出と精製

[試　薬]

ISOHAIR（株式会社　ニッポン・ジーン）
- Extraction Buffer（Urea, SDSを含む）
- Enzyme Solution（Proteinase Kを含む）
- Lysis Solution（DTTを含む）
- フェノール／クロロホルム
- 3 M Sodium Acetate（pH 5.2）
- Ethachinmate
- トリス−EDTA Buffer（TE：pH 8.0）
- 70% エタノール

[器具・機器]
- ハサミ
- エッペンチューブ
- マイクロピペット
- ペーパータオル
- ウォーターバス
- 微量高速遠心機（13,000 rpmまで回転数があるもの。冷却機能があればなおよい）

[実験操作]

1) 洗浄した髪の毛をハサミできざむ（毛根から4.5 mm間隔できざむ）。
   DNAを確実に抽出するため，毛根部を必ず3個入れること（図 3·10）。

2) きざんだ髪の毛をチューブに入れる。

3) Extraction Buffer 200 µℓ 加える。

4) Lysis Solution 8 µℓ を加える。

5) Enzyme Solution 5 µℓ を加える（　8）でも使用するので残りを氷の上で保存しておくこと）。

6) チューブを指ではじいて混ぜる（タッピング）。

7) 55℃で15分間インキュベートする。反応時間5分ごとにタッピングする。

8) Enzyme Solution 5 μl を加え，チューブをタッピングして溶液を混ぜる。
9) 55℃，5 分間インキュベートする。
10) 髪の毛がほぼ溶解してから，フェノール／クロロホルムを 200 μl 加えて 2 分間穏やかに転倒混和する。
11) 13,000 rpm で 5 分間，室温で遠心する。
12) 水相を新しいチューブへと移す（図 3·11）。

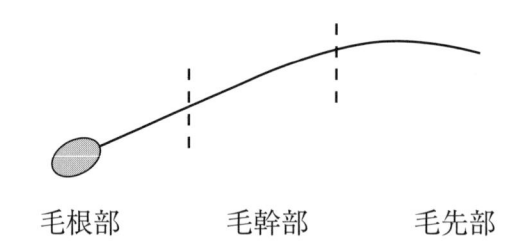

毛根部　　　毛幹部　　　毛先部

点線のところ（4～5mm 間隔）で切り，毛根部を 3 個は入れること。

図 3·10　PCR で使う髪の毛の部位

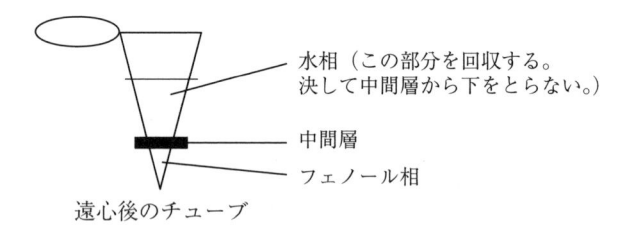

水相（この部分を回収する。決して中間層から下をとらない。）
中間層
フェノール相
遠心後のチューブ

図 3·11　遠心後のチューブ

○水相を移したチューブについて以下の操作を行う。

1) 3 M の Sodium Acetate（pH 5.2）20 μl を加える。
2) Ethachinmate 2 μl を加える。
3) チューブをタッピングして溶液を混合する。
4) エタノール 400 μl を加える。
5) 13,000 rpm で 10 分間，室温で遠心する。
6) エタノールをマイクロピペットで除去する。
7) 70％ エタノール 1 ml を加える。
8) 数回穏やかに転倒混和する。
9) 13,000 rpm で 5 分間，室温で遠心する。
10) 70％ エタノールをマイクロピペットで除去する。
11) きれいなペーパータオルの上に逆さまにして風乾する。
12) TE（pH 8.0）Buffer 20 μl を加え沈殿を溶解する──＞鋳型 DNA 溶液となる。

【参考】DNA 抽出について

細胞の核内に存在する DNA を抽出するためには，

1. 細胞膜を破壊し，細胞を溶解して核内の DNA を溶出
2. 溶解しているタンパク質の除去
3. 精製

という操作が必要になる。

1. 毛髪などの主成分であるタンパク質を Urea, SDS, Proteinase K などを用いて分解する。Urea, SDS によりサンプル中に含まれる DNase などの夾雑タンパク質は変性，不活性化される。さらにこの Urea, SDS は，Proteinase K の活性を上昇させる効果があり，タンパク質分解促進に働く。
2. タンパク質が分解され，DNA がバッファー中に溶出されたときに，強力なタンパク質の変性剤であるフェノールと混和させることにより，除タンパクすることができる。変性したタンパク質は，変性し水層とフェノール層の中間層に白いもやもやした形で現れる。
3. DNA 溶液に塩（Sodium Acetate）の存在下でエタノールを加えると，DNA が凝集し，その後遠心分離することにより沈殿として DNA を得ることができる。今回はエタノール沈殿の際に，キャリアーとして Ethachinmate を使用する。キャリアーを用いることでエタノール沈殿の際，DNA 回収のロスが少なくなる。

以上をまとめると，Extraction Buffer, Enzyme Solution, Lysis Solution を使用して DNA の溶出，フェノール／クロロホルム法を利用してタンパク質の除去，最後にエタノール沈殿により DNA の精製を行う。

2. PCR

[試　薬]

- PCR Solution（dNTP, Taq ポリメラーゼ，Buffer, ; Promega, 2 × PCR MasterMix）
- H_2O
- プライマー

[器具・機器]

- サーマルサイクラー（図 1・12 参照 p.30）
- エッペンチューブ
- マイクロピペット

[実験操作]

1) 試薬を調整する

（正常型）			（変異型）		
10 μM プライマー Forward	0.5 μℓ		10 μM プライマー Forward	0.5 μℓ	
10 μM プライマー Reverse-N	0.5 μℓ		10 μM プライマー Reverse-M	0.5 μℓ	
H_2O	10.5 μℓ		H_2O	10.5 μℓ	
PCR Solution（dNTP, Taq, Buffer）	12.5 μℓ		PCR Solution（dNTP, Taq, Buffer）	12.5 μℓ	
Total	24 μℓ		Total	24 μℓ	

2) PCR反応液が入っている，それぞれのチューブに抽出したDNA（鋳型DNA溶液）を1 μℓ加える．

3) サーマルサイクラーを用いて，以下に示したPCR反応プログラム（図3・12）でPCR反応を行う．

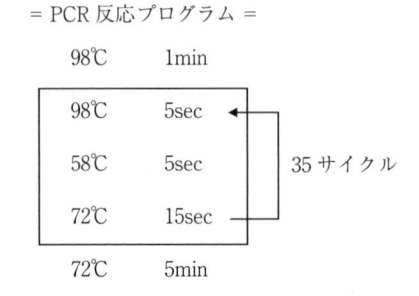

= PCR 反応プログラム =

```
98℃     1min
┌─────────────────┐
│ 98℃    5sec  ←  │
│ 58℃    5sec     │ 35 サイクル
│ 72℃    15sec    │
└─────────────────┘
72℃     5min
```

実際の反応プログラムを実行するために，各サーマルサイクラーの説明書に従って上に示したプログラムを入力すること．

図 3・12　サーマルサイクラーの反応プログラム

[プライマー配列]

- Forward（F）：5'-CAAATTACAGGGTCAACTGCT-3'
- Reverse-N（正常型）：5'-CCACACTCACAGTTTTCTCTTC-3'
- Reverse-M（変異型）：5'-CCACACTCACAGTTTTCTCTTT-3'

3. 電気泳動と増幅されたDNAの検出

　電気泳動法は，DNAやRNAの分析・遺伝子工学の実験において，非常によく用いられる基本的な技術である．ゲル化したアガロースは網目状構造をつくるため，分子ふるいとしてゲルを用いることで，DNAを分子の大きさによって分けることができる．アガロースは寒天の主成分で，沸騰水近くの温度で溶解し，冷やすとゲル化する性質をもつ．DNAはリン酸基をもっており，中性付近ではマイナスの電荷を帯びている．このためプラス極にひきつけられる性質をもっている．また，DNA分子は幅が2 nmと共通で，塩基対数にしたがって長さだけがことなる繰り返し構造をもった分子である．このため，ゲル電気泳動による分子ふるい効果で，分子量の小さいものから流れていくために，DNA断片の大きさを調べるのに利用されている（図3・13）．

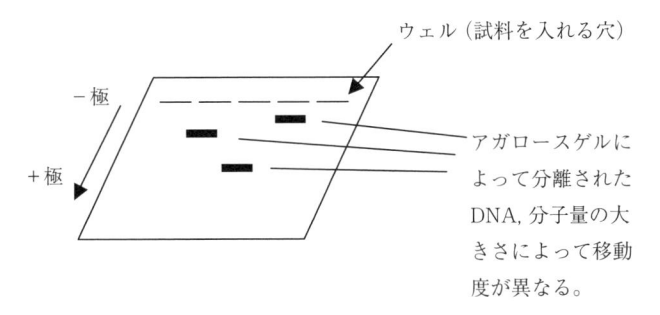

図 3・13 アガロース電気泳動

[試　薬]
- アガロース
- トリス-ホウ酸-EDTA（TBE）Buffer
- エチジウムブロマイド（注意）

注意：エチジウムブロマイドは発がん性が強いので，決して素手でさわらないこと。また，エチジウムブロマイドを含むゲルを廃棄するときは，必ず専用の廃棄容器に捨てること。

今回はエチジウムブロマイドを含む 3% アガロースゲルを用いて泳動を行う（ゲルの濃度は，目的の PCR 産物のサイズにより決定する）。
- 1×TBE バッファー　Tris base 6.0 g, ホウ酸（boric acid）3.0 g, EDTA・2 Na（2 H_2O）0.7 g を電気泳動用精製水に溶かして 1ℓ にする。

[器具・機器]
- MuPid（アガロース電気泳動システム）
- ガラス容器（TBE バッファー用）
- メスシリンダー　容量 1000 mℓ
- UV トランスイルミネーター
- マイクロピペット
- パラフィルム
- 市販のフィルムラップ（サランラップなど）

[実験操作]

1　ミニゲル（MuPid）を用いた電気泳動

1) ゲルを MuPid にセットする。
2) ゲルが浸るくらいに TBE バッファーを注ぐ。
3) 泳動する DNA 試料をローディングバッファーと混ぜる（図 3・14）。

（試料：ローディングバッファー＝5 μl：2 μl）その後ウェルの中へ静かに試料を入れる。
4） 電源を入れ，泳動を始める。
5） ブルーの色素が，ゲルの中間まできたら泳動を停止し，UVトランスイルミネーターでDNAの検出を行う。

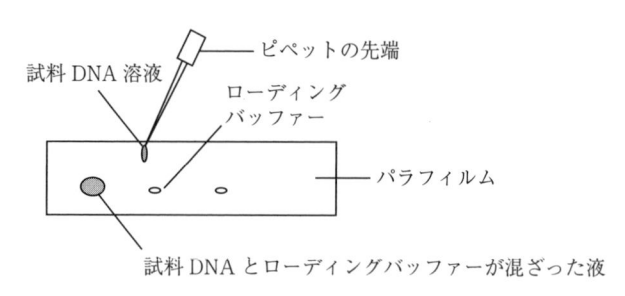

図 3・14 DNA電気泳動サンプル調製法

2　エチジウムブロマイドを含むアガロースゲル中のDNAの検出
1） UVトランスイルミネーターの上にラップを敷く。
2） 電気泳動の終了したアガロースゲルをその上にのせる。
3） UVランプを点灯させ，観察する。

［結　果］
図3・15に示したような検出例から，髪の毛の遺伝子型を明らかにせよ。

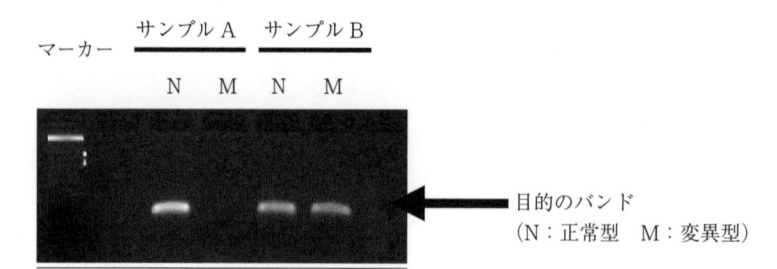

DNAの検出例（PCR産物の電気泳動）

Aのサンプルでは N 型のみ，B では N,M の両方でバンドを確認することができた。
この結果から，A は NN 型（正常型），B は NM 型（正常型＋変異型）であることがわかる。

図 3・15　DNA電気泳動の結果

［考　察］
NN型，NM型，MM型ではお酒に対する強さの違いはどうなるか？調べてみよ。また，遺伝子分析とアルコールパッチテストの関連性についても考えてみよ。

実習報告NO. _____

年　　月　　日

学籍番号 _____　　氏名 _____

【実習タイトル】

【目的】

【方法－実験原理・プロトコール】

きりとり

【結果】

【考察】

【備考】

実習報告NO.　_____

年　　月　　日

学籍番号　_____　　氏名　_____

【実習タイトル】

【目的】

【方法－実験原理・プロトコール】

きりとり

【結果】

【考察】

【備考】

実習報告NO.　_____

年　　月　　日

学籍番号　_____　　氏名　_____

【実習タイトル】

【目的】

【方法－実験原理・プロトコール】

【結果】

【考察】

【備考】

実習報告NO.

年　　月　　日

学籍番号　　　　　　　　氏名

【実習タイトル】

【目的】

【方法－実験原理・プロトコール】

きりとり

【結果】

【考察】

【備考】

実習報告NO. _____

年　　月　　日

学籍番号 _____　　氏名 _____

【実習タイトル】

【目的】

【方法－実験原理・プロトコール】

きりとり

【結果】

【考察】

【備考】

実習報告NO. ＿＿＿＿＿＿
年　　　月　　　日

学籍番号 ＿＿＿＿＿＿＿＿＿＿　氏名 ＿＿＿＿＿＿＿＿＿＿

【実習タイトル】

【目的】

【方法－実験原理・プロトコール】

きりとり

【結果】

【考察】

【備考】

実習報告NO. _____
年　　月　　日

学籍番号 _____　氏名 _____

【実習タイトル】

【目的】

【方法－実験原理・プロトコール】

【結果】

【考察】

【備考】

実習報告NO. ＿＿＿＿＿
年　　月　　日

学籍番号　＿＿＿＿＿＿＿＿　　氏名　＿＿＿＿＿＿＿＿

【実習タイトル】

【目的】

【方法－実験原理・プロトコール】

きりとり

【結果】

【考察】

【備考】

実習報告NO. ＿＿＿＿＿＿
年　　月　　日
＿＿＿＿＿＿＿＿＿＿

学籍番号 ＿＿＿＿＿＿＿＿＿＿　　氏名 ＿＿＿＿＿＿＿＿＿＿

【実習タイトル】
【目的】
【方法－実験原理・プロトコール】

きりとり

【結果】

【考察】

【備考】

付録レポート用紙

実習報告NO.
年　月　日

学籍番号　　　　　　　氏名

【実習タイトル】

【目的】

【方法－実験原理・プロトコール】

……きりとり……

【結果】

【考察】

【備考】

実習報告NO.

年　月　日

学籍番号　　　　　　　　　氏名

【実習タイトル】

【目的】

【方法ー実験原理・プロトコール】

きりとり

【結果】

【考察】

【備考】

付録レポート用紙

実習報告NO. ＿＿＿＿＿＿
　　　年　　月　　日

学籍番号 ＿＿＿＿＿＿＿＿　　氏名 ＿＿＿＿＿＿＿＿

【実習タイトル】

【目的】

【方法－実験原理・プロトコール】

きりとり

【結果】

【考察】

【備考】

付録レポート用紙

実習報告NO. ＿＿＿＿＿＿＿
年　　月　　日

学籍番号　＿＿＿＿＿＿＿＿＿　　氏名　＿＿＿＿＿＿＿＿＿

【実習タイトル】

【目的】

【方法－実験原理・プロトコール】

きりとり

【結果】

【考察】

【備考】

実習報告NO. _____

年　　月　　日

学籍番号 _____　　氏名 _____

【実習タイトル】

【目的】

【方法－実験原理・プロトコール】

【結果】

【考察】

【備考】

付録レポート用紙

実習報告NO. ＿＿＿＿＿
年　　月　　日

学籍番号 ＿＿＿＿＿＿＿＿＿　　氏名 ＿＿＿＿＿＿＿＿＿

【実習タイトル】

【目的】

【方法－実験原理・プロトコール】

【結果】

【考察】

【備考】

実習報告NO. _____
年　　月　　日

学籍番号 _____　　氏名 _____

【実習タイトル】

【目的】

【方法－実験原理・プロトコール】

きりとり

【結果】

【考察】

【備考】

[引用参考図書]

佐塚　正樹

増田敦子監修：解剖生理をおもしろく学ぶ，医学芸術社（2008）

斎藤進，高間總子著：全訂版食品学実験実習書，理工図書（2002）

渡辺達夫，森光康次郎編著：健康を考えた食品学実験，アイ・ケイ・コーポレーション（2007）

奥山忠雄他著：基礎教育分析化学，東京教学社（1995）

飯田隆他編：イラストで見る化学実験の基礎知識，第2版，丸善（2004）

青柳康夫・有田正信編著：Nブックス実験シリーズ食品学実験，建帛社（2009）

浅田誠一，内田茂，小林基宏著：図解とフローチャートによる定量分析，第二版，技報堂出版株式会社（1998）

財団法人日本食品分析センター編：五訂日本食品標準成分表分析マニュアルの解説，中央法規（2001）

田中平三他監訳：健康食品の全て第二版，同文書院（2008）

辻英明，小西洋太郎偏：栄養科学シリーズNEXT食品学，講談社サイエンティフィック（2007）

小塚　諭著社代表：イラスト食品衛生学第4版，東京教学社（2007）

三好　規之

松本清編：食品分析学，培風館（2006）

大庭理一郎，津久井亜紀夫，五十嵐喜治編：アントシアニン，建帛社（2000）

津田孝範，須田郁夫，津志田藤次郎編：アントシアニンの科学，建帛社（2009）

斉藤正行，丹羽正治，伊藤啓編：生化学実習，講談社（1987）

小野章史編：栄養成分の構造・機能・代謝，医歯薬出版株式会社（2008）

田村明著者代表：イラスト栄養生化学実験，東京数学社（2004）

東口高志編：NCQA 20　前科に必要な栄養管理Q＆A改訂版，総合医学社（2008）

鈴木　康夫

林　典夫，廣野治子：シンプル生化学改訂第5版，南江堂（2007）

上代淑人監訳：ハーパー・生化学（原著24版），丸善（1997）

松本清編：食品分析学，培風館（2006）

伊藤順子，志田万里子編：新しい生化学・栄養学実験，三共出版（2002）

田村明著者代表：イラスト生化学入門，第3版，東京教学社（2000）

藤田修三，山田和彦著：食品学実験書，第2版，医歯薬出版（2002）

大木道則他：化学事典，第1版，東京化学同人（1994）

田村明著者代表：イラスト栄養生化学実験，東京教学社（2004）

篠原力雄，饒村護編：わかりやすい生化学，第3版，廣川書店（2002）

林淳三編：新訂生化学実験，建帛社（1998）

金子精一他著者：図解食品衛生学実験，講談社（1994）

渋谷勝利：浮遊微生物の測定方法，J.Aerosol.Res.18（2003）

食品微生物検査マニュアル新版，栄研器材株式会社（2002）

宮沢文雄：食品衛生行政，食品衛生学，2～7，建帛社（2004）

杉山章ら，細菌数の指標としてATP検査を用いた場合の手洗い技法上達に関する教育効果，名古屋女子大学紀要第51号（家・自）53～58（2005）

金子精一他著者，図解食品衛生学実験，講談社（1994）

食品微生物検査マニュアル新版，栄研器材株式会社（2002）

清水英世，杉山章編：新版図解食品衛生学実験，みらい（2003）

食品微生物検査マニュアル新版，栄研器材株式会社（2002）

パームチェック（日研生物医学研究所）説明書

早川　清雄

上野景平著：キレート滴定　南江堂株式会社（1989）

田村隆明編：遺伝子工学実験ノート上巻，下巻，羊土社（2002）

小山　ゆう

江角彰彦著：食品学総論実験—実験で学ぶ食品学—，第一版，同文書院（2007）

藤田修三，山田和彦編：食品学実験書，第2版，医歯薬出版株式会社（2004）

森田潤司，成田宏史編：食品学総論，第一版，化学同人（2004）

飯塚美和子，桜井幸子，瀬尾弘子，曽根眞理枝編：最新小児栄養，第6版，学建書院（2009）

索　引

【ア】

アガロース　128
アガロースゲル　130
アシドーシス　97
アスコルビン酸　81
アセトアルデヒド　81, 84, 85
アニーリング　123, 124
アボガドロ定数　4
アミノ酸　47, 48, 49, 50, 59
アミロース　69
アミロペクチン　69
アルカローシス　97
アルデヒド脱水酵素　123
アントシアニジン（anthocyanidin）　39
アントシアニン（anthocyanin）　39
アンヒドロ塩基　39

【イ】

一次機能　101
一次抗体　115
位相差観察　111
EDTA　93
遺伝子分析　123
EBT指示薬　93
インスリン　59
インドフェノール　86, 87
インドフェノール滴定法　83
引用文献　10

【ウ】

Urea　127

【エ】

エアーディスプレイスメント式　23
栄養素　5, 6, 7
ALDH 1　123
ALDH 2　123
SDS　127

エタノール　123, 123, 127
エチジウムブロマイド　129, 130
エチレンジアミン四酢酸　93
エッペンチューブ　125
エーテル　73
NN指示薬　93
n－9系　72
n－3系　72
n－6系　72

【オ】

オートクレーブ滅菌　118

【カ】

ガスバーナー　118
カテキン類　102
ガラス電極　33
カリウム（K）　92
カリシウム（Ca）　91
カルボキシル基　72
還元型L－アスコルビン酸　81, 83
緩衝溶液　97
寒天培地シャーレ　119

【キ】

キサントプロテイン反応　50
キノイド塩基　39
機能性成分　7, 101
キャピラリー　73
吸光　36
吸光光度法　37
吸光度　43, 44
吸光法　37
吸収スペクトル　39
吸収帯　39

【ク】

空中落下菌　117
クマシーブリリアントブルー　56

クライステスト（Kreistest） 109
グリコーゲン 59
グリセロール 72
グルカゴン 59
グルコース 69
くる病 91
クロロホルム 73

【ケ】

蛍光 36
蛍光観察 111
蛍光顕微鏡 116
血糖値 59
ケラチン 47, 105
顕微鏡 111
顕微鏡観察 111, 112
検量線 45

【コ】

高圧蒸気滅菌 118
光学顕微鏡 111
高血圧 92
抗原－抗体反応 115
考察 10
抗酸化作用 80
黄色ブドウ球菌 121
合成着色料 105
硬度 93
五大栄養素 6
骨粗鬆症 91
骨軟化症 91
コレステロール 72

【サ】

細菌 117
細胞 1, 2, 4, 5, 111
サーマルサイクラー 127, 128
酸化型アスコルビン酸 81
酸化防止作用 80
三次機能 101
酸性タール色素 105
酸敗 108

【シ】

シアニジン（cyanidin） 40
Ca 量の計算 95
色素結合法 56
ジグリセリド 72
脂質 29, 72, 73
実験結果 10
実験タイトル 9
実験報告書 9
実験方法 10
実験目的 9
CBB 56
脂肪酸 72, 75
試薬 15
重炭酸－炭酸系 97
重量で量る 15
収斂性 102
酒石酸鉄吸光度法 102
酒石酸鉄試薬 102
主要無機質 91
脂溶性ビタミン 77, 79
食品栄養科学 6
食品添加物 7, 105
植物ステロール 72
腎結石 91
伸張反応 123

【ス】

水溶性ビタミン 77, 79
スペクトル 36

【セ】

接眼レンズ 112
セリワノフ反応 60
全硬度 93
全硬度の計算方法 94

【ソ】

増幅 123

【タ】

対物レンズ　112
唾液アミラーゼ　69
多価不飽和脂肪酸　72
多細胞生物　1, 2
Taq ポリメラーゼ　124
脱脂羊毛毛糸　105
多量ミネラル　91
単細胞生物　1, 2
タンニン　101, 102
タンパク質　29, 37, 47, 49, 50, 56

【チ】

チップ　24, 26, 27, 28
中性脂肪　72
緒言　9

【テ】

ディスポーザブルチップ　24, 26
DNA 解析　123
TCL　73
展開液　73
電解質　91
電気泳動　129
電気泳動法　128
電子上皿天秤　31
電子顕微鏡　111
電子天秤　31, 33
電磁波分析　36
デンプン　69

【ト】

透過度　43
透過率（transmittance）　43
糖質　5, 6, 29, 59
糖質の定性反応　59
導入　9
ドラフトチャンバー　17
トリアシルグリセロール　72, 75
トリグリセリド　72

【ナ】

ナトリウム（Na）　91
軟骨組織石灰化病　91

【ニ】

二次機能　101
二次抗体　116
2,6－ジクロロフェノールインドフェノール　83, 84, 85, 86
ニンヒドリン反応　50

【ネ】

熱変成　123

【ノ】

濃厚塩類による沈殿反応　49
ノロウイルス　121

【ハ】

薄層クロマトグラフィー　73
発光　36
発色団　39
バーフォード反応　60
バームチェック　121
ハンドスペクトル　39
ハンドペタンチェック　7, 121

【ヒ】

ビュウレット反応　49
備考　10, 12
PCR　123
ビタミン　29, 37, 77
ビタミン E　79, 80
ビタミン A　77, 79
ビタミン C　78, 80, 81, 82, 86, 87
ビタミン B 群　77
ヒドラジン法　87
ビュレット　84
標準緩衝液　35
標準寒天培地　118, 119
秤量　31

微量元素　91
微量ミネラル　91

【フ】

フェーリング反応　59
プライマー　124
フラビリウムイオン　39
Proteinase K　127
フロログルシノール　109
分解能　112
分光光度計　36

【ヘ】

pH　33, 35, 39, 91, 97, 99
pH計の校正　35
pHメーター　33, 34
pHメーターの温度設定　35
ペプチド結合　47, 49
ベールの法則　43

【ホ】

芳香族アミノ酸　50
飽和脂肪酸　72
ポジティブディスプレイスメント式　24
没食子酸エチル標準液　102
Polymerase Chain Reaction　123

【マ】

マイクロピペット　23, 24, 26, 27
マイクロピペットの温度との関係　27
マイクロピペットの気密性　27
マイクロピペットのキャリブレーション　27

【ミ】

ミネラル　6, 91

【ム】

無機質　6, 29, 91

【メ】

明視野観察　111

【モ】

モノアシルグリセロール　75
モノグリセリド　72
モノ不飽和脂肪酸　72
モーリッシュ反応　59
モル吸光係数　43

【ユ】

UVトランスイルミネーター　129, 130

【ヨ】

ヨウ素　81, 82
ヨウ素デンプン反応　60
要約　9
容量で量る　15

【ラ】

ランベルトの法則　43
ランベルト―ベールの法則　43

【リ】

リパーゼ　75
硫化鉛反応　50
緑茶　102
リン（P）　91
リン酸塩　91
リン脂質　72

【ル】

ルーエマン紫　50

DVD内容について

　このDVDは，安全かつ正確な実験を学んでもらうための教材として作成したものです．DVDに収録されている実験器具の使い方や実験についての映像をみて，実際の実験操作をする時の参考にしてください．

　なお，DVDに収録されている映像はあくまで一例で実際の実験で参考になる程度の内容にすぎません．実際の実験室での行動とは異なったり，実験の内容によっては同じ実験器具を使っているのに使い方が違ったりする場合もあります．**実際に実験を行う場合はこのDVDの映像だけを頼りにせず，実験指導者の指示に必ず従ってください．**

　以下に収録の内容を示します．

基本編
1．実験室内での服装
2．ガラス器具の持ち方
3．ガラス器具の洗い方（汚れの見分け方から正しいガラス器具の洗い方）
4．基本的な試薬の取り扱い例・危険な試薬の取り扱い例

秤量編
1．メスシリンダーの使い方
2．メスフラスコの使い方
3．駒込ピペットの使い方
4．メスピペットの使い方
5．ホールピペットの使い方
6．マイクロピペットの使い方
7．量りの使い方
8．精密量りの使い方

試薬調製編
1．試薬の調製法Ⅰ（固形試薬から水溶液を作る）
2．試薬の調製法Ⅱ（液体試薬と水を混ぜ合わせて水溶液を作る）
3．定量用標準液の作成方法（中和滴定に使用する標準液を例にして）
4．危険な試薬の調整方法の例（揮発性の塩酸の扱い方）

実験操作基本編
1．ガスバーナーの使い方
2．ガスバーナーを使った加熱の仕方（ビーカーの加熱）
3．ガスバーナーを使った加熱の仕方（試験管の加熱）
4．ガスバーナーを使った加熱の仕方（湯浴）
5．物質抽出法：ラボミキサーを使った粉砕と溶媒抽出の例
6．固体と液体の分離Ⅰ：ろ過（ろ紙の折り方とろ紙を使ったろ過の基本操作）
7．固体と液体の分離Ⅱ：遠心機の使用方法
8．分離操作Ⅰ：分液漏斗の使い方
9．分離操作Ⅱ：クロマトグラフィー（ペーパークロマトグラフィー）
10．濃縮操作：エバポレーターの使い方
11．中和滴定
12．分光光度計の使い方

お申込みは小社まで
　理工図書株式会社　営業部　TEL　03-3230-0221　FAX　03-3262-8247
DVD定価700円（税別）

[著者略歴]

編著者

佐塚正樹：常磐大学　人間科学部　健康栄養学科　准教授
　　　　博士（食品栄養科学）

著者（執筆順）

三好規之：静岡県立大学大学院　生活健康科学研究科（食品栄養科学部）　助教
　　　　博士（農学）

鈴木康夫：名古屋経済大学　人間生活科学部　管理栄養学科，同大学大学院
　　　　人間生活科学研究科栄養管理学専攻（修士課程）　准教授
　　　　博士（食品栄養科学），管理栄養士

小山ゆう：浜松大学　健康プロデュース学部　健康栄養学科　助教
　　　　博士（食品栄養科学），管理栄養士

早川清雄：北海道大学　遺伝子病制御研究所　分子生体防御分野　助教
　　　　博士（食品栄養科学）

食べ物と健康の基礎実習

2010年7月29日　初版第1刷発行

編著者　佐塚　正樹
著　者　三好　規之
　　　　鈴木　康夫
　　　　小山　ゆう
　　　　早川　清雄
発行者　柴山　斐呂子

検印省略

発行所　理工図書株式会社

〒102-0082　東京都千代田区一番町27-2
電話03（3230）0221（代表）
FAX03（3262）8247
振替口座　00180-3-36087番
http://www.rikohtosho.co.jp

Ⓒ佐塚正樹　2010　Printed in Japan
ISBN978-4-8446-0756-4
印刷・製本　藤原印刷

＊本書の内容の一部あるいは全部を無断で複写複製（コピー）することは，法律で認められた場合を除き著作者および出版社の権利の侵害となりますのでその場合には予め小社あて許諾を求めて下さい。

★自然科学書協会会員★工学書協会会員★土木・建築書協会会員